若手歯科医師のための
海外留学指南

編：北川　昇　萩原芳幸

一般財団法人　口腔保健協会

序

　歯科医療知識・技術の研修および医療哲学を身につける場としての歯学部・歯科大学は，近年の国家試験合格率の落ち込みにより，残念ながらその役割が大きく変貌しています．また，経済状況の悪化や歯科を目指す受験者数の減少に伴う歯科医師の質の低下も相まって，若い歯科医師のレベルアップは以前にも増して困難な状況になっています．

　現代の若い世代は「内向き志向」が強く，日本人の海外留学者は減少の一途にあると言われています．

　政府は，第 2 期教育振興基本計画を平成 25 年 6 月に閣議決定し，「未来への飛躍を実現する人材の養成」を掲げ，外国語教育，双方向の留学生交流・国際交流，大学等の国際化など，グローバル人材育成に向けた取組みの強化として，「日本人の海外留学者数の大幅な増加（2020 年を目途に日本の海外留学生数を倍増〔大学等：6 万人から 12 万人，高校：3 万人から 6 万人〕）を目指し，高校，大学等における留学機会を，将来グローバルに活躍する意欲と能力ある若者全員に与えるため，留学生の経済的負担を軽減するための寄附促進，給付を含む官民が協力した新たな仕組みを創設する．」としました．しかし，独立行政法人日本学生支援機構が実施している「協定等に基づく日本人学生留学状況調査」によると，大学等が把握している日本人学生の海外留学状況は，平成 27 年度（2015 年度）で，84,456 人となり，留学者数の多い国・地域は，アメリカ合衆国 18,676 人，カナダ 8,189 人，オーストラリア 8,080 人で，2004 年をピークに減少を辿っています．一方，外国人留学生在籍状況調査によると，平成 28 年 5 月 1 日現在の外国人留学生は 239,287 人で対前年比 15％増であり，留学生数の多い国・地域は中国 98,483 人，ベトナム 53,807 人，ネパール 19,471 人でした．インターネットの普及により，大量の情報が得やすくなりました．しかし，歯科は実学であり臨床や研究活動を実際に行ってこそ意味があります．留学経験者の多くは歯科医学の基礎および最新の知識と技術を修得するのみならず，豊かな

語学力・コミュニケーション能力や異文化体験を身につけ，国際的に活躍する「グローバル人材」として各所でリーダーシップを発揮しています．歯科医療を取り巻く厳しい環境の中，そのような先達の背中を見て臨床家あるいは研究者としてのキャリアアップのために海外留学を志す若き歯科医師も増加しています．

しかし，若き歯科医師が海外で研修を積むためのプロセスは明確化されておらず，留学の目的や状況によって方法も異なります．さらに，言語や文化の違いもあり，日本の歯科医師にとって海外留学に大きな壁があるのが現状です．

そこで，様々な立場で活躍されている先生方に海外留学（研修）のプロセスを経験者の実体験に基づき明確化し，実践的な情報を共有することを目的に本書を企画いたしました．海外留学（研修）の状況は目的，期間，立場，留学先によって異なります．多くの先生は留学によって異なる文化，考え方，生活を知ることによって自分自身を見つめなおせたと述べています．世界に目を向ける一歩を踏み出してください．

本書では統一フォーマットを用い，目的や状況が異なる海外留学希望者の疑問に答えるような形式を取りました．海外留学という志を持ったみなさんが，海外留学（研修）を果たした先輩方の歩んだ道や直面した問題，目的を成し遂げるためのノウハウを，本書を通して得ることを期待しています．そして，閉塞感の漂う現在の日本の歯科医療現場に，様々な新風を吹き込んでくだされば幸いです．

2018 年 4 月

編集：北川　　昇

萩原　芳幸

目 次

序 …………………………………………………………………… iii

海外留学への To Do リストと本書の使い方 …………………… 1

安藤　昌俊（インディアナ大学）………………………………… 10
石井　　宏（ペンシルバニア大学）……………………………… 16
石部　元朗（ワシントン大学）…………………………………… 22
梅津　清隆（ロマリンダ大学）…………………………………… 26
大岡　貴史（シドニー大学）……………………………………… 32
大谷　恭史（ワシントン大学）…………………………………… 38
緒方　由実（タフツ大学）………………………………………… 44
金澤　　学（マギル大学）………………………………………… 50
菊地　良太（ボストン大学）……………………………………… 56
黒嶋伸一郎（ミシガン大学）……………………………………… 64
小宮山　藍（カロリンスカ大学）………………………………… 72
佐藤　祥子（南カリフォルニア大学）…………………………… 78
神保　　良（イエテボリ大学／マルメ大学）…………………… 84
瀧本　晃陽（テキサス大学）……………………………………… 88
竹内沙和子（ボストン大学／ロチェスター大学）……………… 96
築山　鉄平（タフツ大学）………………………………………… 100
土屋嘉都彦（インディアナ大学）………………………………… 106
西　真紀子（マルメ大学／コーク大学）………………………… 110
野瀬　冬樹（ニューヨーク大学）………………………………… 116
濱田　佑輔（インディアナ大学）………………………………… 122
林　　千絵（ボストン大学／ハーバード大学）………………… 128
古屋　純一（ハーバード大学）…………………………………… 136
松尾浩一郎（ジョンズホプキンス大学）………………………… 142
諸井　英忠（タフツ大学）………………………………………… 148

八幡　祥生（ウェストバージニア大学）……………………………………… 152
吉川　峰加（ノースウエスタン大学／カリフォルニア州立大学）………… 158
渡辺　景子（パシフィック大学）……………………………………………… 164

特別寄稿　小川　隆広（UCLA）…………………………………………… 170

付録　NBDE（National Board Dental Examination）について ……………… 179
紹介　一般社団法人保健医療ネットワーク（GIAHN）……………………… 184

表紙写真…北川　昇，萩原芳幸（アメリカ合衆国）
Niklas Bergström（スウェーデン）

海外留学へのTo Doリストと本書の使い方

北川　昇，萩原芳幸

【はじめに】

　歯科医師国家試験合格の難易度が上がった昨今では，歯科学生の目標は歯科医師免許の取得になってしまいました．しかし，本来の歯学教育は国民の多様かつ高度な保健・医療ニーズに応え，良質な保健，医療サービスを提供できる人材や先端的な研究の推進に寄与する人材育成です．歯科医師になるということは，その後の長い人生において様々な形で歯科医療に携わるキャリア形成のスタートラインに立ったことを意味します．

　歯科医師としてのキャリア・プランニングは個人により異なりますが，歯科医学は実学であり臨床や研究活動を実際に行ってこそ意味があります．本書を手に取られた皆さんは，少なからず海外での研修に興味をお持ちのことと思います．海外留学・研修では基礎および先端臨床技術を修得することはもとより，豊かな語学力・コミュニケーション能力や異文化体験を身につけ，国際的に活躍する「グローバル人材」としての基礎作りに役立ちます．

　留学を意識したら，まず自分の今後のキャリア形成において本当に海外留学が必要かどうか考えてみてください．本書に寄稿していただいた先生方の経験談からも分かりますが，留学はあなたのキャリア形成にとって新たな可能性を与えてくれる絶好の機会です．しかし，留学を実現させるためには，語学力や経済力も必要で，実現するためには莫大な時間とエネルギーを投入しての準備が必要なのも事実です．

　漠然とした興味から，実際に海外留学を果たすために必要な過程を図にまとめました．本書に寄稿していただいた留学経験者の体験情報と，各ステップを照らし合わせて，自分なりのTo Doリストとロードマップを作成してみてください．単なる憧れだけではなく真剣に留学を考え始めたあなたに，本書がお役に立てれば幸いです．

海外留学・研修を志す人の To Do List

STEP① 目的を明確にする
何ができるのか？ 何をしたいのか？
- 漠然とした憧れを具現化するためには，留学経験者に直接会って話を聞くことが重要
- 留学・研修方法や行先は千差万別です．本書の執筆者以外でも経験者は大勢います．出身大学や所属の勉強会などで情報を集めます

▼

STEP② 留学・研修のスタイルを決める
留学・研修にはいくつかのパターンがある
1. 大学院に入学
2. 大学・研修施設の専門コース（期間は様々）に参加
3. 大学（研究機関）の研究室にポスドクや客員研究員として入室

STEP③ 英語力チェック
国によって言語は異なりますが，最低でも英語力は必要
- 大学院入学では語学力の試験結果が求められます（TOEFL, IELTS 等）
- 英語力に関する試験結果提出が義務付けられていなくても，それなりの英語力は必要です
- 事前にどのような形で英語力をつけるかの計画を立てましょう

▼

STEP④ 必要な留学期間・費用を知る
海外留学の期間や費用を把握し，必要経費を捻出する方策を考える
- 留学パターンによって必要な期間や経費が異なります
- 大学院では当然授業料がかかる
- 家賃や食費，現地での交通費などもかなりかかります

▼

STEP⑤ 手続きを始める
願書や受け入れの打診など
1. 大学院や大学の専門コースの場合では，年間カリキュラムがあるので，それに合わせて願書を提出
2. 大学の研究室の場合は，主任教授に受け入れ打診がスタート
3. いずれの場合でも試験や面接があるので，必要に応じて渡航

【STEP 1 と 2. 留学の目的と形式を決めましょう】

> **ポイント 1**
> ✓ 確固たる目的を持つ
> ✓ 適切な情報収集を行う

　歯科医師が海外留学・研修を志す場合，何にもまして情報を集めることが重要です．分野が特殊なため一般の留学とは異なり海外留学専門雑誌や WEB では情報量が少ないため，経験者に話を聞くことから始めるべきでしょう．その足掛かりとして，本書を有効に活用してください．

　海外生活に対する漠然とした憧れからのスタートであったとしても，経験者の話を聞くことで目標が明確になることは少なくありません．特に海外留学・研修は，強い意志と明確な目的を持つことが最初の一歩です．まず情報収集の際にはどのような進路を取るのかを決める必要があります．本書に寄稿いただいた先生方の経歴を見ても，様々な留学・研修形式があることがご理解いただけると思います．

　海外留学・研修には大きく分けて次の 3 パターンがあります．皆さんが現在置かれている立場や人生設計において自分に合ったものを選択してください．

1. 大学院に入学して専門医資格（学位）を目指す
2. 大学や私的研修施設の専門トレーニングコースを受講（大学や研修機関が出すサーティフィケート取得）
3. 大学や研究所における研究活動
   〔博士研究員：Postdoctoral Researcher（ポスドク），客員研究員〕
   3－1）個人資格で留学する
   3－2）所属大学の海外派遣プログラム

　選択する留学・研修形式によって研修先へのアプローチ方法や必要経費が異なります．当然，海外で生活する期間も異なり，自分の置かれている立場や家庭環境，就労環境ならびに経済状況などを考慮しなくてはなりません．留学する国や地域の基本情報も含め，具体的な情報は多く

の留学経験者から収集する以外に方法はありません．留学を斡旋する専門の業者もありますが，経験者からの生の情報ほど的確なものはないかと思います．

> **To Do List 1**
> ☐ 留学経験者に話を聞く
> ☐ 留学の目的を明確にする
> 　・何を学ぶのか
> 　・何を研究するのか
> ☐ 留学期間を考える
> ☐ 留学形式を考える
> ☐ 留学から帰国後の構想を考える

【STEP3．現時点のあなたの英語（語学）力はどのくらい？】

> **ポイント2**
> ✓ 自分の英語力を知る
> ✓ 英語力をつけるために何をすべきか

　帰国子女や英語が得意な人を除き，多くの日本人にとって最も問題となるのは語学力です．留学形式にもよりますが，少なくとも海外の大学院に入学を希望する場合は，一定の語学を示す証明書（TOEFL, IELTS）を提出することが必要になります．また，英語圏以外の留学先を希望する場合は，基本的な英語力に加えてその国の言語力が要求されることもあります．留学を志した段階で，自分の語学力がどのレベルにあるかを一度確認することをおすすめします．留学を強く希望しても語学力が要求される水準に達せずに語学研修に何年も要し，留学を断念せざるを得ないことも少なくありません．どの国に留学するにしても，基本となる英語力を客観的に評価するためにTOEFLやIELTSを受験することをおすすめします．自分の現時点での英語力を知るのみならず，弱点を分析してモチベーションを高めることにも役立つと思います．

《参考》
1) TOEFL(Test of English as a Foreign Language)
英語を母国語としない人が英語能力をはかるための試験．アメリカ・カナダ・イギリス・オーストラリアなど世界中の大学が，英語を母国語としない入学申請者に対してTOEFLテストのスコアの提出を要求しています．また，各種政府機関，奨学金プログラムなどでもスコアを利用されます．
2) IELTS(International English Language Testing System)
日本英語検定協会が運営主体となって実施しているテストで，イギリス，カナダ，オーストラリア，ニュージーランドなどの大学で，英語力を測る基準として使われています．大学によって異なりますが，おおむね理科系では6.0以上のスコアが要求されます．

To Do List 2

☐ 現時点での英語（語学）力を知る
☐ 留学に必要な英語（語学）レベルを知る
☐ 英語（語学）力向上の方策を考える
　　・実現可能な方法は？
　　・レベル達成までの期間は？

【STEP4．留学に必要な期間，現地での生活情報や必要な費用を知ろう】

ポイント3
✓ 留学に関するすべての費用を知る
✓ 経験者と交流する以外，基本生活情報は知り得ない

留学形式により在留する期間が異なりますが，一般的に留学費用は大きく分けて以下の4つに分類できます．

1. 留学先での必要経費（授業料や研修費）

2. 住居等の必要経費（アパート代，家具代等）
3. 留学中の生活費（食費，光熱費，電話代，交際費，交通手段〔公共交通機関の利用／車の購入等〕）
4. 留学の準備費用（準備期間中の語学研修費用，渡航費用等）

　留学に際しては住居探し，銀行口座の開設，電気・水道・電話等の契約に至るまですべて自分一人で行わなくてはなりません．居住費や生活費に関する情報のみならず，現地生活に関するノウハウは留学経験者（同じ留学先，あるいは同じ地域）からの情報が最も役に立ちます．本書に執筆いただいた先生方の留学先・形式は異なりますが，現地での生活に必要な情報も記載していただきました．実際に現地で生活を始める際の参考になるはずです．

To Do List 3

☐ 留学に必要な経費を知る
　・留学先での必要経費
　・住居等での必要経費
　・留学中の生活費
　・留学の準備費用
☐ 資金調達の方策を確認する

【STEP5．留学先へのアプローチ，出願に関して】

ポイント4
✓ 留学先へは早めにアプローチを開始しておく
✓ 留学経験者の人脈を有効に利用する
✓ 自分が何をしたいか＋何ができるのかも重要

　留学希望先を絞り語学力も一定水準をクリアし，必要経費の目途も立ちました．最終段階は留学先に受け入れてもらうためのアプローチにな

ります．大学院であれば願書の提出後に，現地で面接（場合によっては試験）が必要になります．大学や研究施設での臨床研修コース・ポスドク・客員研究員の場合は，受け入れ先の責任者（所属長・指導医・学部長等）からの正式な受け入れ許可が必要になります．いずれにしても，書類のやり取りや直接面談が不可欠です．

　本書執筆者の経験談からも分かりますが，留学先を決定する際には事前に先方と接触を図り，事前交渉や打診を行うことも重要です．一般に欧米は平等かつ実力主義の印象がありますが，実際にはいわゆる『コネ社会』の側面も持ち合わせています．特に海外留学に関しては，受け入れ先が信頼を寄せる「誰々からの紹介」が効力を発揮する例が少なくありません．

　しかし，ここで忘れてはならないのは受け入れの最終決定には，『あなたは何ができるのか？　紹介に足るだけの実力を備えているのか？』が問われるということです．留学経験者からの情報を収集する際に，体験を語る側としてはおそらく次のようなことを見ているはずです．

1. あなたの本気度
2. 歯科医師としての実力（技術・知識・向上心）
3. 医療人としての考え方・生き方
4. 海外生活に適しているか否か

　留学を経験した先輩方は，本気で留学を考えている人には真摯に向き合ってくれます．あなたのポテンシャルが高ければ，希望する大学や研修先への有利な情報提供や推薦も期待できます．

To Do List 4

- ☐ 留学先を絞り込む
- ☐ 同じ留学先の経験者に具体的なアドバイスをもらう
- ☐ 出願前に事前調査・交渉・打診をする
- ☐ 出願に必要な手続き・書類を知る

留学に必要な書類や手続き等

必要な書類・資料	大学院入学	大学等の臨床研修コース	大学や研究所における研究活動
入学願書・受け入れ申込書（願書・履歴書・その他先方が求める情報）	○	○	○
卒業証明書・成績証明書（英文証明書は出身校の事務局で発行・有料）	○	△	△
語学試験スコア（TOEFL, IELTS 等）	○	△	△
財政能力証明書（授業料や留学経費の負担能力確認のための預金残高証明など）	△	△	△
推薦状（日本での所属長，学生時代の留学希望者を推薦する同プログラム終了者等）	△	△	△
エッセイ・小論文	△	△	△

○：必要，△：学校や施設によっては必要

【さいごに】

　夢を夢で終わらせないためには，ある程度の努力も必要です．英語を母国語としない日本人にとって，海外留学はハードルが高いことは事実です．しかし，本書を手にしたみなさんには，英語の得手・不得手に関わらず明確な目的意識と強い意志を持って留学に臨んでいただきたいと思います．また，以前から指摘されていますが，海外（欧米に限らず）と日本の歯科学生を比較すると，最も異なる点は入学動機や目的意識の高さです．歯科という職業の持つステータスや生涯年収は国によって違いますが，海外の学生は歯科医師としてのキャリアアップに関しては貪欲とも言えるぐらい真剣です．まだ見ぬクラスメートや同僚もきっとそうでしょう．本書の留学経験談からも分かるように，実り多い留学生活

を送るためにはモチベーションを持続させ，人種や言語および文化の違いを越えて良好な人間関係を構築することが重要です．良いメンター（指導者）や仲間との出会いを大切にして，歯科分野以外でも国際的に活躍できる力をつけていただければ幸いです．本書が留学を少しでも考えた，あるいは考えている先生方のお役に立てることを祈っています．

　Let's study abroad!

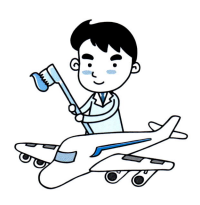

安藤　昌俊

(Indiana University School of Dentistry, Department of Cariology, Operative Dentistry and Dental Public Health)

留学・研修先：インディアナ大学歯学部予防歯科学講座歯科口腔保健研究所（齲蝕学．早期齲蝕の検出・診断．齲蝕活動性試験）

留学・研修先期間：1994年4月〜現在に至る

留学までの準備状況：
1. 留学先の決定，先方への打診や手続き：日本での大学の所属講座と親交があったため，留学の意向を伝えたところ，面接に来るように連絡が入る．
2. 準備期間：約1年
3. 必用な書類：履歴書，Letter of Intention

留学を志した動機・時期・期間：大学院在学中に，先方の教授が来日し知り合う．日本での主任教授の勧めもあり，当時の日本での研究テーマではない分野を学ぶこと，他の文化に触れること，そして，国際人を目指すために，英語を熟知すること．時期は大学院在学中．期間は大学院修了直後に留学する予定が，留学資金調達のため，1年先送りとなる．

現地での基本的な生活：各々で状況も，環境・状態も違うので，一般化はできませんが，以下の事を考慮されることを，お勧めします．米国3大都市，もしくはその近郊以外で米国での留学をお考えの場合，テレビや映画で観たような生活を想像しないことです．一般的な米国の生活は，公共交通機関はないに等しいです．タクシーを街角で拾うことなどまずできません．歩いて買い物などに行くことも，ほぼ不可能です．基本的には自家用車での移動になります．この辺の事情も，留学前によく調べられることをお勧めします．ご家族を伴って留学をお考えの場合，奥様，旦那様，またお子様の事も，重々考慮される必要があります．ご家族に対するサポートがあるのか，またそれを受けることができるのか，お子様の学校（教育）をどうするのか，日本人のコミュニティーはあるのか，などです．

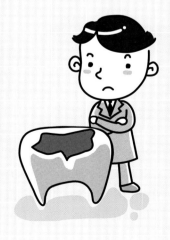

個人の体験談や感想，海外留学生活の紹介

　主な小生の話は，二段階先（留学を終えた後）の話になります．本誌の趣旨とは，少し離れた内容になるかもしれませんが，留学を志すにあたり，米国の大学での就職を念頭に置かれている先生方，もしくは留学中に就職を考えられた場合の参考になれば幸いです．大学の教員になるためには，大きく二つの採用方法があります．一つは，契約制です．これは，契約で決められた期間，Position（籍）が保証されるものです．その人の契約期間内での成果や大学の予算によりますが，契約の更新が可能な場合があります．もう一つは，いわゆる終身雇用制（Tenure）です．これは，大学が定めた基準・規定を満たした場合，定年までPositionが保証されるものです．基準は大学により異なります．幸い，インディアナ大学（Indiana University: IU）でTenureを獲得できましたので，この経験を紹介させていただきます．

　Tenureとは大学が教員の籍を定年まで保証することで，大学が給料並びにBenefit（健康保険など）を大学を辞めるまで約束することです．これは，大変なCommitment（責任）です．IUの場合，Tenureのプログラムは5年です．他の大学も5年だと聞いています．以下の三つの分野から一つを選択します．Research（研究），Teaching（教育），そしてService（奉仕・貢献）です．選択した分野では，Excellent（最優秀）を，他の二分野では，最低限のSatisfactory（満足）を満たさなければなりません．では，基準・規定に満たなかった場合はどうなるのか？　ここが，米国らしいな，と思うのですが，基本的には解雇されます．すると再就職先を探さなければなりませんが，これがまた厄介です．この場合，Tenureを獲得できなかったことが，公式記録（Academic record）に残ります．すると，他の大学に就職願を提出しても，この記録があることが大変不利になります．場合によっては，門前払いをくらうこともあるようです．ですので，このプログラムに入ると当然ですが，みな必死になって，基準・規定に達するよう頑張るわけです．いわゆる，"背水の陣"状態です．詳細に入る前に前置きしたいことは，Tenureと昇格（Promotion）とは，別物です．Associate ProfessorやFull Professorでも，Tenureを持っていない場合があります．この場

安藤　昌俊（インディアナ大学）

合，Full Professor でも契約制となります．では，次に手順や基準内容などを説明したいと思います．これは小生の経験であり，IU の場合です．他の大学の情報は，知り合いの先生から得たもので，確認は取っておりません．

　まず Tenure のプログラムに入るには二つの方法があります．一つは就職する際，Tenure のプログラムに入る事が条件になっている場合，もう一つは，すでに契約制の籍（Position）があり，Tenure のプログラムに変更する場合です．小生は後者でした．いずれにしても，大学に予算がある，もしくは将来予算を確実に取ってくることが前提です．これは実はものすごく大変なことなのです．担当の教授によく言われたことは，「プロのスポーツ選手は，年奉ＸＹＺで契約するが，君たちは，それが年奉ではなく，定年まで大学から確約されるわけだ．だから，審査は非常に厳格に行われるので，心してかかってくれ．」でした．自画自賛になるので大変恐縮ですが，Tenure を勧められる人，もしくは獲得された人は，大学にとって，それだけ大きな価値があるということです．誰でも獲得できるというものではありません．この担当教授，講座の主任教授，Tenure を担当する教授，並びに候補者の４人で，最初の打ち合わせがあります．この時点で，容赦なく時計は動き出します．しかも，基本的には，プログラムを一旦停止することも，後戻りすることもできません．地獄に近い５年の開始です．この時に選択分野を決定します．小生は，Research でした．プログラム３年目で，中間報告書を提出しなければなりません．実はこの３年までが山場です．５年のプログラムですが，この３年目の中間報告で，ほぼ，合否の予想がたてられます．この時点で，無理だと判断されれば，プログラムを辞めて，契約制にするのか，他の大学へ転職するのか，を迫られます．この３年目の審査は，（歯）学部内だけで行われます．５年目で，最終審査用の書類を提出するわけですが，ボリュームが半端ではなく，電話帳ほどの厚さになります．最終審査には段階があります．まず，歯学部での審査です．これを合格・通過すると，次はキャンパスでの審査です．これは，IU の特徴でもあります．IU は州立大学でインディアナ州に８つのキャンパスがあります．それぞれのキャンパスが独自に運営している関係上，幸か不幸か一段階審査が増えます．無事にキャンパスを通過する

と，IU 本校での審査になります．これを通過すると最後に，IU Board of Trustee（理事会）で承認され，Tenure をもらえます．いかがですか？　なかなか大変そうでしょ．いやいや，自分でいうのもなんですが，本当に大変でした．

　基準ですが，いずれの分野においても，米国国内外でその業績が認められていること．および今後の成長も見込まれることです．つまりある程度，その分野で成功しているが，今後の成長も約束されなければいけません．Research では研究費（Grant）を学外からもらえているのか，学術論文は継続的に掲載（Publish）されているのか，国内外での学術学会等で講演・講義をしているのか，大学院生などの学生研究をサポートしているのか，などです．近年の経済の低迷により，政府機関からの研究費獲得は非常に困難です．特に National Institutes of Health（NIH）の Grant の採択率は 10％未満です．最近の IU の Research 分野では NIH からの Grant があることが基準になっているようです．つまり，Research を選択した人は NIH からの Grant が 3 年目までになければプログラムを辞めるか，分野を変えるか，転職するかです．IU の場合一つの NIH の Grant で評価されますが，他の大学では最低二つか三つというところがあります．幸い，小生は NIH から研究費をプログラムの期間内で獲得できました．四度目の挑戦だったと思います．Teaching では当然ですが学部，大学院の教育に貢献することです．例えば既存の方法ではなく教育効果を上げることができるユニークな授業方法を考案し，実践できているのかなどが評価されます．小生の場合は歯学部，大学院，歯科衛生士科で講義をしていました．大学院では，Course Director もしておりました．Service とは以下の事柄を成果として示さなければなりません．学内外での委員会のメンバーであることや，委員長として，大学運営や地域活動等に貢献していること，学術論文の査読，学会での座長，Grant の査読，国内外で講義・講演などです．医学部，看護学部，歯学部などでは，無医村や低所得者層に対しての医療活動も評価されます．この場合，医師免許の関係がありますので候補者全員に適用されるわけではありません．

　小生の場合は以上のことに加えて，Service に大きく貢献したことは，NIH の Grant を査読したことと，Local の学術学会の会長を務め学会を

安藤　昌俊（インディアナ大学）

成功させたことでしょう．以上の業績により，Highly Satisfactory を得ました．申請時には以上のすべてのことを，一つひとつ詳細に記載し，事細かく説明しなければなりません．なぜならば，Tenure の申請書類を審査する教授陣は専門分野が違うので，誰が読んでもその内容や意味がわかる必要があるからです．加えて，それに伴う証拠を添付しなければなりません．もちろん成果の報告だけではなく，今後の抱負を述べなければなりません．ですから，最終申請書類は電話帳ほどの厚さになるわけです（5年分ですから）．しかも，読むほうも大変なので，読みやすくわかりやすい表現で書かなければなりません．また，他の大学では分野は選択できず，三つすべてにおいて Excellent でなければならないというところもあるそうです．一つでも大変なのに，三つというのは小生には，想像できません．それだけ Tenure を獲得することは難しく，かつ名誉でもあるということを示しているのだと思います．

歯科医師／研究者として，海外留学とキャリアアップ・現在の仕事に反映している事柄

　見学や面接（Interview）で IU を訪問された先生方に，必ず話すことを先生方にも話します．留学された先生方で，後悔された先生は一人も知りません．しかし，留学されなかった先生方で後悔されている先生はおられます．プログラムによりますが，2年，3年は長いようですが，本当に，本当にあっという間です．幸い，日本人の人生80数年となりました．機会があり，状況と環境（状態）が許すならば，海外留学は国のいかんに関わらず，ぜひお薦めします．はっきり言って辛いことの方が多いです，特に最初の頃は．しかし，プログラムを修了した達成感と，留学生活で得たものはかけがえのない先生方（そして，ご家族の皆さん）の人生の宝となるでしょう．また，そうなるように，努力されることです．

　先生方の，益々のご活躍を祈念いたします．後悔されないように頑張ってください．

石井　宏
（東京都港区開業【歯内療法専門医院】）

留学・研修先：ペンシルバニア大学歯内療法学科大学院　（北米の大学院は postgraduate residency program と呼ばれ，米国公認歯内療法専門医になるためのプログラムになります）．

留学・研修先期間：プログラム期間：2004 年 8 月〜2006 年 7 月　歯内療法学の場合は大学院プログラムが最低 2 年間となります（他の学位〔Master of Science 等〕の追加によって期間は延長されます）．

留学までの準備状況：
1. 希望の大学院と出願者をマッチングする PASS というシステムを通して出願する必要があります．
2. TOEFL の最低点は 90 点となります．私の場合開業しておりましたので日々の学習時間が取りづらく，必要な点数を超えるのに 2 年前後かかりました．
3. 必要な書類は，卒業証明書，単位取得証明書，成績証明書等で自分の卒業した歯科大学から英語で発行してもらう必要があり，その後にその書類を北米のカリキュラムと同等であることを証明するための指定された機関に提出し，適切であることを証明してもらう必要があります．また指定された数の推薦状を英語で準備する必要があります．必要な書類は各大学や出願するタイミングによってだいぶ違ってくるので必ず自身で確認することが重要です．
4. 一般的には学費や生活費が高額になるので，帰国までのどの程度の金額が必要になるのかよく調べて準備をする必要があります．

留学を志した動機・時期・期間：日本と北米で歯科の臨床や教育の質に違いがあるのかという疑問を持ち始めたことがきっかけです．インディアナ大学の補綴科大学院を修了後にフロリダ大学で教鞭をとられていた藤本順平先生の卒後研修を受講させていただき，その違いを確信し留学を決意いたしました．時期は 32 歳（卒業後 8 年目），開業 5 年目頃．期間は出願には TOEFL が必須であり，出願可能な最低ラインに達するのに 2 年前後を要しました．その期間を含めて医院の継承準備や学費のための貯蓄などで合計 4 年程度を要しました．

現地での基本的な生活：住居の手配はインターネットで情報の取得から契約まで行いました．ライフラインは多くの場合家賃に含まれています．学生寮などではインターネット回線まで含まれている場合もありますが電話だけは自分で手配しなければなりません．私の場合は2年間と期間が決まっておりましたのでプリペイド式の携帯電話で対応しました．

　銀行口座の開設，ソーシャルセキュリティーナンバーの取得等はすべて現地に行ってから自身で行う必要があります．すべてはインターネットで事前に情報を得ることができるので，事前に下調べをしておいたほうが良いでしょう．日本のように係員のほとんどが丁寧というわけではなく，ぞんざいに扱われることも少なからずあるので多少の煩わしさは覚悟が必要です．

　車に関しては，私の場合は通学が徒歩でしたので購入しませんでした．運転免許証は身分証明書にもなるので取得して損はありませんが，そのために実地試験や筆記試験に時間を割くことになるので私は取得しませんでした．その代わり運転免許証を発行する役所で運転免許証と見た目が酷似した，身分証明書を発行してもらいました．

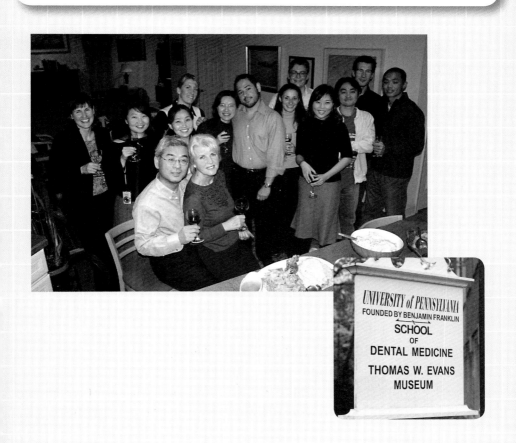

個人の体験談や感想，海外留学生活の紹介

　私の場合は卒後2年半ほど勤務医をした後に27歳で開業いたしました．そのため，36歳でフィラデルフィアに渡ってフルタイムの学生に戻ると決定したときには，すでに社会人，経営者としての経験が少なからずありましたので，学習に集中できる環境の価値，学生でいることの素晴らしさを十分にわかっておりました．そして人生の中でこの留学の2年間を，いかに自分にとって価値のある一時期とするかということを目的に，繊細かつ周到に考え計画いたしました．私が自分の中で掲げた優先順位としては，①歯内療法専門医になるための十分な学習と臨床経験をすること，②北米の教育システムを体験することにより日本のシステムとの違い，利点欠点を明確にすること，③外国人の友人を作ること，④多民族・多文化の社会で自分がどのように評価され，また自分がどこまで受け入れられるのかを感じること，などを命題にして日本を出発いたしました．

　TOEFLに合格したとはいえ，海外生活経験のない者にとって英語はやはり最初の鬼門となります．プログラムのはじめにはオリエンテーションがあり，エンド科のファカルティーがデパートメントの人員構成や，患者の配当のされ方，器具の配布や片付けのルール，医局で過ごすときのルールなどを詳細に説明してくれましたが，正直さっぱり理解できなくて途方にくれておりました．最初の半年から1年はコミュニュケーションや学習がスムースにいかず，8人のクラスメートに助けてもらいながらなんとか過ごしていたというのが現実です．私はほかのクラスメートよりも臨床経験が長かった分，その点では有利でしたので，若いクラスメートが臨床で困ったときには，ほかで助けてもらっていた分のお返しをすることができました．

　一日の生活は至ってシンプルで，朝起きたらシャワーを浴び，徒歩で病院に向かいます．医局についたら荷物を置き，クリーニング済みのガウンを受取りに外来に向かいます．朝は8時から診療が始まり夕方は4時過ぎにはクリニックが閉まります．器具のセッティングや片付け，ユニットの清掃なども患者ごとにすべて自分で行いますので，一日に治療できる患者数はだいたい3人から4人というところでした．診療が終わ

石井　　宏（ペンシルバニア大学）

れば，そのまま部屋に帰って論文を読んだり，プレゼンテーションの準備をしたりします．ときにはクラスメートと近所のパブに行ってビールを飲んだり，ダウンタウンに食事に出かけたりすることもありました．プログラムには臨床以外にも週に一度は Literature review というクラスがあり，このクラスを 2 年間継続して行うことで歯内療法専門医になるための基礎的な知識や，臨床で正しい意思決定を行うための実力が養成されます．またそのクラスとは別に週に一度，症例発表やトピックプレゼンテーションを行うクラスがあり，この日の発表者はそのための準備を何カ月も前から行うことになり，「前日は緊張で眠れない」といった感じのハードな授業もあります．このプレゼンテーションはペンシルバニア大学のエンド科では卒業までに最低 5 回行わなければいけませんでした．もちろんそれ以外でも小さな試験やプレゼンテーションは何回かあります．2 年目になるとだいぶ英語にも慣れ，米国での生活を楽しむ余裕も出てきて，米国国内やヨーロッパなどで開催される多くの学会にも参加する機会を持つことができ，歯内療法専門医になる事への自覚や自信がつき始めました．プログラムを修了する頃には，帰国後に自分がやりたいこと・やるべきことが明確になっており，そのチャレンジに不安や期待，興奮を覚えて眠れない夜を過ごしたことも今は懐かしく思います．

海外へ出るメリット・デメリット

　海外留学のメリットは何と言っても，①学習や臨床トレーニングに集中できるということでしょう．そして付加的なメリットとしては，②日本の基準と世界の基準を比較しやすい，③異文化や異人種と接することができることなどがあげられます．
　反対にデメリットは，①言葉の問題からくる学習効率の悪さ，②学習コストが自国で行うよりも相対的に高くなる，③異文化への対応力が必要なこと，などでしょうか．

歯科医師／研究者として，海外留学とキャリアアップ・現在の仕事に反映している事柄

　帰国後 10 年がたち，米国でのプログラムが修了した当時に決意したそのチャレンジ（前述）が，いまやっと自分が考えた方向に向き始めて

いるのではないかと感じ始めています．現在私は歯内療法専門医として，歯内療法領域だけを行う歯科医師として開業をしております．帰国した当時は，そのような形態で開業されている先生はほとんどおられませんでしたし，社会的にも歯内療法専門医が必要とされているという雰囲気はなく，さてどうしたものかとため息をついておりました．渡米前に開業保険医として10年以上日本で一般医をしておりましたので，日本の平均的な歯内療法のレベルは大体把握しておりました．私が米国で学んだ最も大きなことは北米の歯内療法専門医の臨床力の高さであり，この臨床力は専門医制度のないわが国では，そのレベルの臨床力をもつ歯科医師を養成することは極めて困難であると理解できたことであります．

　私の考える「歯内療法専門医」とは行政的または学会的に認定された，もしくは大学の歯内療法科に属するということを意味しません．私の考える真の歯内療法専門医とは「歯内療法領域のみの診療を行い，患者の抱える歯内療法学的問題を解決する能力の高い（高い成功率を持つ）歯科医師」のことです．このような歯科医師の集団ができ始めたときに初めて「そのレベル」の歯科医師を養成する環境が整います．ではなぜ日本ではそのような流れができなかったのか，帰国後しばらくして，私には一つわかったことがあります．

　ある大学の歯内療法学講座の教員とお話する機会をいただき，歯内療法専門医教育についてご質問をさせていただきました．「日本にも歯内療法専門を養成するプログラムが必要ではないのか？」その方の答えは「必要なし」とのことでした．理由は，①日本の国民の多くはそのレベルの歯内療法を必要としないと考えられること，②もし必要とされる場合には大学の歯内療法科がある，との内容でお返事をいただいたことを記憶しております．あげられた理由は，個人的にはどちらも大きく的を外れたものであると思っております．なぜなら，まず多くの国民は質の高い治療を望んでいます．そして大学の歯内療法科は北米の歯内療法専門医と同じレベルの治療を提供できておりません．先にあげられた日本には歯内療法専門医を必要としないという理由は，日本の臨床現場における歯内療法が北米の歯内療法専門医のそれと比較して大きく周回遅れになってしまったという現実を把握できていないことから出てきたのでは，と私は考えています．なぜ把握できないのでしょう？その理由につ

石井　宏（ペンシルバニア大学）

いてここでは深く触れませんが，この状態は日本の卒後教育システムを外側から見る限りまだしばらく続くと予想されます．そのような観点から，海外留学もしくは日本での研修のどちらかでお悩みの先生にアドバイスをするとすれば，まず自分が10～20年後にどのような歯科医師になりたいのか，明確にイメージすることです．そしてそのイメージが以下のような先生方にはぜひ留学をおすすめいたします．

（ア）臨床専門医の実力を養いたい（日本には専門医制度がないので帰国後にその実力をどう活かすのかも考えておくことが重要です）

（イ）日本の歯科医療の枠組みを超えて，世界基準の歯科治療を患者に提供したい

（ウ）海外で歯科医師として働きたい

健闘を祈ります！

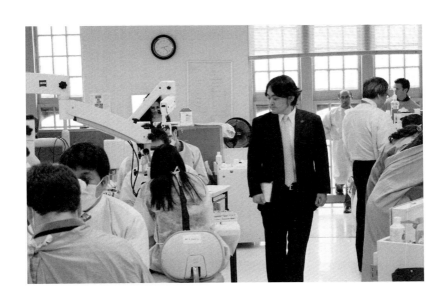

石部　元朗
（ワシントン大学 Affiliate Assistant Professor／山梨県甲府市開業）

留学・研修先：
ワシントン州シアトル　ワシントン大学大学院（補綴学専攻）
歯科用セラミックスに関する研究："Shear bond strengths of pressed and layered veneering ceramics to high-noble alloy and zirconia cores."

留学・研修先期間：
2005年6月入学
2009年8月専門課程修了
2010年6月大学院卒業

留学までの準備状況：
1. ワシントン大学補綴大学院を見学したことがきっかけとなり，同大学院への進学を決意．出願までの間に数回訪問，見学し，先方から必要事項などの説明を直接受けたり，出願要項を入手したりしました．
2. TOEFL 580点およびGRE受験が必須であったために，日本で海外進学専門予備校（KaplanやPrinceton Review）に通い準備しました．
3. TOEFLおよびGREのスコア，出身校の成績証明，推薦状，各種質問事項への回答

留学を志した動機・時期・期間： 2001年にプログラムを見学させていただく機会を得ました．様々な経歴をもつ世界各国出身の歯科医師が集まり，研究だけでなく臨床に従事している光景がとても新鮮であり，衝撃を受けました．時期は28歳（卒後5年目）口腔外科退局直後．期間は決意してから合格するまでに約3年の準備期間を要しました．その間，仕事，結婚もあったので，長時間を要したことはやむを得なかったように思います．語学試験では，必要なスコアを獲得するまでに1年以上を要しましたが，スコアを獲得することは最優先事項であり，それをクリアしないとさらに先にある必要書類作成，面接や実技試験対策などに進めません．裏を返せば，語学試験がままならないうちは，それらを理解することも難しいので，まず語学試験をクリアすることが大切だと思います．

現地での基本的な生活：当初は単身で渡米し，周りに日本人がいなかったために生活を軌道に乗せるのに時間がかかりました．どうすれば電話やインターネットが使えるか，そのための契約はどうしたら良いのかなど，わからないことばかりだったように記憶しています．車は日本車である Subaru Outback を購入しましたが，ディーラーに日本人はおらず高額を要するので，拙い英語で何度も通って交渉し，購入するまでに神経をすり減らしたように記憶しています．よく「海外で日本人とつるまない方が良い」なんて言われますが，日本人に限らず，周りに頼れる人がいるのであれば，積極的に頼った方が良いように思います．われわれは歯科医師として"キャリアアップ"することが最優事項で，時間は限られています．それを効率よく達成するには，早く日常生活を快適に過ごせるようにすることは非常に重要であり，あまり時間をかけない方が良いと思います．私の場合は，幸か不幸か周りに日本人がいなかったので，同じような体験をしたクラスメートに相談しました．

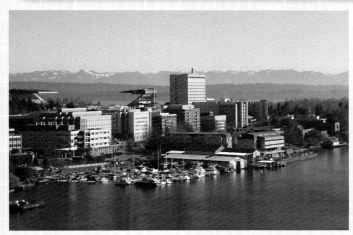

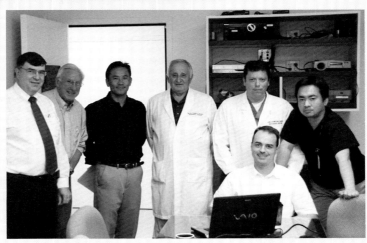

個人の体験談や感想，海外留学生活の紹介

　それまで海外生活経験のなかった自分にとって，大学院生活はしばらくの間，過酷でした．うまく操ることのできない英語はいつも障害となり，大人の中に紛れ込んだ幼稚園児のようでした．しかし，憧れの場所での学生生活はとても有意義で，年齢，出身など多様な背景を持った仲間との大学院生活は刺激的でした．

　補綴専門医課程は3年課程で臨床が6割，授業が3割，研究が1割といったところでしょうか．1，2年生の時には毎週月曜日の朝8時から論文レビューのクラスがありました．毎回15前後の論文をレビューするわけですが，読むだけでなく，それらを評価し，意見を述べなければなりません．担当教員が厳しくて有名な人で，曖昧なことを言ったり，読んでいないことが分かると厳しく追及され，時には涙する学生がでるという名物の授業でした．米国人のクラスメートもナーバスになるような授業でしたので当然，私は大変な思いをしました．大学は土日休みですが，土曜日の午後から日曜日の深夜までそのことに時間を費やしました．毎日少しずつやろうと何度も試みましたが，臨床，他の授業，さらには技工をやらなければならず，結局は週末にまとめてやるしかありませんでした．したがって最初の2年間はなかなかゆっくりと週末を過ごすことはできませんでした．

　臨床では局所的な補綴治療は少なく，全顎にわたるものが中心でした．フルマウスのケース，デンチャー，インプラントなど最低限やらなければならない症例が決まっており，それらが終わらないと卒業できません．特にフルマウスのケースで矯正が絡んでくるものでは時間がかかり，補綴の大学院生はオンタイムに卒業することはまれで，各々バラバラに卒業して行きます（私はかなり長居した方ですが）．補綴ですので技工もたくさんやりました．みんな治療が終わると夕食に出かけ，戻ってきて夜中まで技工なんていう生活が当たり前でした．でも夜な夜な治療の話をしたり，たわいない話をしながら技工をするのはなかなか楽しいものでした．またワシントン大学では，ペリオ，矯正，エンドの大学院生と連携して治療を行ったり，合同カンファレンス，授業があったりと他の分野も勉強する機会が多くありました．その中で各学期（4学期

制）に数回ずつ，治療計画，治療経過などを各大学院生，教員，大勢の前でプレゼンテーションするのですが，これもビッグイベントで，スライドや資料を作る，論文を読んで理論的にプレゼンを進める，質問に備えるなど大変苦労しましたが，振り返るととても貴重な時間でした．

大学院での生活を離れると，美しく広大なキャンパスで，まさに米国の学生といった経験もしました．仲間や教員とパーティーをしたり，食事に出かけたり，大学のスポーツチームであるハスキーズのフットボールやバスケットの試合を観に行ったりしました．家族（妻，息子２人）とは，当時イチロー選手がいた，シアトル・マリナーズの試合をよく観に行きました．また隣のオレゴン州にあるポートランド，国境を超えてカナダのバンクーバーまで遊びに行きました．米国北西部は自然豊かな所ですので動物を見に行ったり，ドライブも楽しみでした．

私にとって米国の専門課程に進学するということは，歯科医師としてのレベルを向上させるための手段でした．日本の歯科レベルは世界的に見ても高いところに位置していると思いますし，優秀な方も多く，そこでレベルを向上させることは十分できると思います．しかし日本を離れ，米国に行くことで身につくこと，発見できることがたくさんあります．思想，教育，文化などといった点からも日本と米国は大きく異なると思います．

米国の大学院には様々な経歴の歯科医師がやってきます．私のように日本で経験を積んでから出願するのも１つの方法だと思います．私の場合，日本で口腔外科および開業歯科医院での経験，補綴をご指導いただいた先生方や歯科技工士の方々から学んだことが出願時のアピールとなっただけでなく，大学院で臨床を行ううえで大変役立ちました．

ワシントン大学大学院での経験は，あくまで歯科医師人生の通過点にすぎませんが，その人生に大きな影響を与えてくれていることは間違いありません．ワシントン大学で学んだ仲間が世界中で活躍していることは私の大きな励みでもあります．もっとも大切なのは修了書や学歴でなく，その目標を達成するまでの努力とその結果得られた大きな自信です．その結果に獲得した証は誇りです．それらはこれからの歯科医師としての人生で壁にぶつかった時に自分を奮起させてくれる大きな力となってくれることと思います．

梅津　清隆
（東京都千代田区開業）

留学・研修先：米国カリフォルニア州　ロマリンダ大学歯学部　インプラント科

留学・研修先期間：1997年4月から2003年10月．語学留学6カ月＋医学部研究員1年＋プリセプターシップ1年＋大学院3年＋大学院教員6カ月

留学までの準備状況：

1. 留学先決定，先方への打診や手続きなど

　　親戚が米国西海岸南カリフォルニア州に勤務しており，現地の評判からロマリンダ大学を紹介されました．その頃，日本の歯科衛生士専門学校が研修旅行として米国に行く時に同行することになりました．研修のカリキュラムとして，ロマリンダ大学の歯学部見学があり，このキャンパス，環境で勉強したいと決心しました．当時は，まだ，Eメールなどはなく，通常の郵便やファックスなどで資料を収集しました．必要書類，面接，入学やビザなどわからない事が多く，返信などにも時間がかかるので，まずは米国の現地，ロマリンダ大学周囲のエリアの英語学校を選び，その学校に通いながら直接手続きや，出願，面接をしようと渡米しました．

2. 語学（TOEFL，TOEIC，英会話学校など）の準備期間や目安

　　まず，国家試験前にTOEFLを受け，自分の英語力，評価点を知り，その後の課題の基盤，スタート地点としました．その後，ロマリンダ大学の大学院への出願には，当時のTOEFLスコアで550点以上は必要とのことでしたので，語学学校では通常のクラスと並行して，TOEFLのスコアを伸ばすクラスも選択しました．また，臨床に入ると患者さんを診療するうえで支障がないように，面接でもコミュニケーションの能力を問われるとのことでしたので，その点にも力を入れて語学学校でのコース選びをしました．語学学校に在学中は可能な限り，英語を喋る環境を選ぶようにしました．実際の語学学校の在学期間は2カ所，計6カ月でした．

3. 必要な書類など（在学時の成績証明，大学や指導歯科医からの推薦状など）

　　日本の大学からの推薦状1通，学校関係以外の個人的な付き合いのある人から1通，同様に現地米国の大学関係の方から1通，学校関係以外の個人的な付き合いのある人から1通．大学時代の成績証明書，銀行の残高照会，日本歯科医師免許証明書．すべて英文です．大学院によっては，入学が決定した時点で日本の歯科大学での単位の内容明細を必要とする場合もあります．

留学を志した動機・時期・期間：高校時代に3週間の交換留学をオーストラリアで体験し，語学力が十分ではないなかでも，ジェスチャーや，表情などで異文化交流を通じてのコミュニケーションを楽しめ，その時に，もしことばが通じればより深い人間関係が築けるのではと興味を持ちました．また，洋楽，米国の80年代のポップミュージックが好きで，Madonna, Michael Jacksonの全盛期，それらを同じように歌いたいと思いました．**時期**は，もともと，洋楽を通じて英語には興味があり，通っていた高校の2年生の時に海外の姉妹校との交換留学を体験した後から少しずつ将来的に外国人とのコミュニケーションができる仕事をしたいと思いました．**期間**は約1年，TOEFLのテストを受けたり，大学の資料請求をしていました．国家試験の勉強も同時に行っていたため，まずは，国家試験を受けてから現地で語学を勉強しようと考えましたので，この1年は渡米までの準備であり，ロマリンダ大学歯学部の学生なるまでに実際にかかった期間は渡米してから1年半かかりました．現在は情報収集や，秘書とのやりとりが電子化され，簡略化されたのでもう少し短くて済むと思います．

現地での基本的な生活：初めは語学学校で紹介されたホストファミリーと1年半生活を共にしました．ホストファミリーと生活することによって，現地の生活習慣，文化と風習そして，語学を習得できると考え，語学学校，大学以外はできるだけ時間を共にし，教会へ行ったり，ハロウィン，サンクスギビングなどを一緒に過ごしました．その後，語学環境を維持するために，ロマリンダ大学の学生と一軒家や，アパートをシェアする生活．ホストファミリーとの生活とは違い，それぞれの時間とスペースをうまく確保しながら，時間を共に過ごすことを学べました．南カリフォルニアでの生活は車が不可欠でしたので，当時，カナダでの留学を終えた家族から譲り受け使ってました．公道は右側通行で日本とは逆でしたが，免許を取るのも比較的簡単で，思ったよりも慣れるのに時間はかかりませんでした．生活に必要な銀行口座や，運転免許証などはまず，Social Security Numberという社会保障番号を取得して開設しましたが，現在必要な書類等は変わっている可能性もあります．

　ロマリンダ大学医学部には当時，日本人で30年以上米国で大学院の研究室を持っている教授がおり，ボランティア活動として日本人のグループ（JAPAN CLUB）を作り，医師，歯科医師を中心に研究員，研修医の短期，長期留学，研究のために渡米した方々の生活の準備などをサポートしてくれました．そのグループを通じて，新しく米国で生活する方々の家具の搬入や，手続きをお手伝いすることによって助け合いをする場もいただけました．そこを通じて日本人として海外に生活する良さ，難しさなどを体験できました．

個人の体験談や感想，海外留学生活の紹介

　長い期間，海外生活をしていると日本のことがとてもなつかしく，そして良く思えてきます．初めての経験として異国を感じたのはビザです．日本に居るだけでは，日本人にはその場に居る理由，許可など考えたことはありませんでした．しかし，この"アメリカ合衆国"という異国に日本人が居るためには理由，そして許可が必要になるのです．それがビザとの出会いです．初めは，語学学校に行くため，日本から留学ビザの手続きをしていきました．しかし，その後，語学学校を終了し，ロマリンダ大学医学部大学院の遺伝子工学の教室で歯学部に入れるまでの時間，研究員としてポストをいただくことになり，留学ビザから研究ビザに切り替える必要が出ましたので，なにも知らない自分は米国に居ながらビザの変更をすることにしました．必要な書類を調べ，集めて，確認して提出し，連絡を待ちました．待てど暮らせど連絡が来ないので移民局への問い合わせを試みましたが，電話では対応してもらえませんでしたので，ロスアンゼルスの中心街にある移民局に行かなくてはならなくなりました．南カリフォルニア，ロスアンゼルスの移民局は南に隣接する国，メキシコからの移民も多いので，その彼らと同等に手続きをすることになりました．とにかく自分の順番は早起きして，並んで待つしか方法がありませんでした．朝4時に起きて，ロマリンダから移民局へ1時間運転して，並んで順番を待つ．1回目は6時間待った果てに不機嫌な担当者に当たってしまい，書類の不備と言われその場での訂正を許可されず，また別の日に来るようにいわれ，予約も取れずに帰宅．2回目も同様に6時間近く待ってやっと書類を提出し，あとはまた返答を待つのみ．2日間の書類申請が終了しました．その2日間で待っている時間，計12時間近く，この間は座ることもできず，お手洗いにもいけません．もし，すこしでも列を外れればもう戻ってくる場所はないのです．どうしてこんなことをしてまで，ここに居ないといけないのか，とよく自分で考える時間を十分以上にもらった気分でした．研究ビザがくるまでの1年半はパスポートを提出していたので，日本に帰ることもできず，時間ばかりすぎました．人間不思議と帰れない状況になると，帰りたくなるようで，いつもより長い時間に感じました．その後，米国で

梅津　清隆（ロマリンダ大学）

のビザなどの変更は時間がかかることや，移民局の対応は非常に悪いこと，ビザを切り替えるためには一度帰国して，新しいビザで入国するのが一番安全であることなど，を知り，自分に人生の一つの学習の授業料だと納得させるようにしています．留学ビザに始まり，研究ビザ，商用ビザなど10以上のビザの種類がありますが，それぞれの目的によって種類が違います．日本では特に考えなくてもよい，母国での滞在の理由と許可，はじめて異国で生活してみて体験したことでした．

また，研究所では，毎日論文を読み，研究用の培地を作り，酵素を使い，DNAの変化を観察したりする研究をしました．培養をする菌は休みがないので，週末も培養菌の管理のために研究所に出向くことはいつもでしたので，住まいは大学の近くがいいと思いました．

海外へ出るメリット・デメリット

メリット・デメリットの判断は個人差があると思います．自分の経験では，デメリットとしては，卒業後，すぐに海外へ行ったため，日本に帰ってきたときには卒後6年すぎているにも関わらず，日本の歯科環境に関しては新卒と同じレベルでした．その頃にはすでに開業する同級生もおり，自分が米国で学んで来たことと目の前の現実のギャップが大きく，スタートが非常に辛かったことです．メリットとして一番大きいのは語学の面だと思います．大学卒とはいえ，少しでも早いうちに英語の環境に入れたことはよかったと思います．いまでもそのメリットである語学に関しては，日本で毎日英語を使う環境を作れた基盤は留学にあると思います．また，米国という特異性により，世界各国から勉強にくる学生，歯科医師も多く，様々な人種，それぞれの考え方などに触れるチャンスがもらえたことは大きかったです．もともと隣国と接していない，孤立した島国なので，一度外に出て，改めて日本という国を外から見つめられたのは勉強になっています．

歯科医師／研究者として，海外留学とキャリアアップ・現在の仕事に反映している事柄

現在，帰国後13年が経過していますが，大変だと思うことがあります．それは，一度得た語学力を衰退させないためには，日本で何らかの策を練らなければいけないということです．やはり，人間の脳は，言語

を使わないと忘れてしまうので，できるだけ，英語に触れる時間を積極的に取り入れています．

　一つは，"クリニックでの外国人の患者さんとのコミュニケーションを非常に大事にしている"ことです．そのため，現在のクリニックでは約半数の患者さんが英語を話す患者さんです．日本で生活している方であれば日本語はそれなりに話ができますが，最近では旅行者で日本語は全く喋れない方もいるので，英語での診療を希望されて来院されます．そのような方々に病歴，現病歴，などの問診から歯科治療の詳細や術後の説明まで，納得してもらえるまで可能な限り丁寧に，時には専門用語なども交えて説明するように心がけています．重要な課題についてはドクターとしっかりとコミュニケーションを取れるため，通常の日常会話でスタッフと日本語で話をしていることもあります．そのために，歯科医師として，自分はすべて英語で会話を行っていますので，要所要所をしっかりと説明し，必要によっては英語での資料，案内を行います．時には，大変な作業になることもありますが，自分の語学維持のためと考えるようにしています．また，2020年にオリンピックを控え，観光客も増加してきているので，海外からの患者さんも来院しています．そういった方々は急患である場合も多いですが，すこしでも，日本での滞在

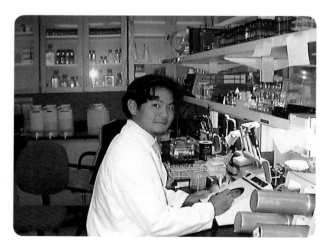

ロマリンダ大学遺伝子工学研究室での風景

梅津　清隆（ロマリンダ大学）

を心地よく送っていただけるように，できるだけ早く対応し，そして，必要があれば母国の担当歯科医師との連絡をとったり，情報を共有したりします．現在はデジタル化が進んでいるので，非常にスムーズにコミュニケーションが取れるので，患者さんも安心して日本に滞在できるようにしています．日本人の一人として，外国からわざわざ来てもらったので，せっかくならよい思い出，印象で帰って欲しいですからね．

　二つめは，"われわれのように，留学に行きたい人のすべてがそうできるわけではない"ことです．多くの日本にいるの先生方も海外へ出たい，もしくは，海外の先生方のよい治療，技術を習得したいと考えていると思います．しかし，物理的な壁もそうですが，やはり，大きな壁は語学にある場合もあります．海外に在住していた時に，日本からの先生が"この授業はぼくは半分しか理解できなかったけど，すべて理解できたらものすごくいい授業だよね．"とおっしゃっていた先生がいました．そして，自分にできることを見つけました．海外から日本に講演に来日される先生の通訳，海外での新しい技術，材料などの資料の翻訳，そして，海外への研修に行かれる先生方の相談，同行，通訳をすることによって，より多くの技術や考え方を日本の先生に伝えようと努力しております．そして，その中でも，臨床家の視点からの通訳を心がけ，聴いている先生方の目線で情報を伝えるようにしています．ありがたい事をしていると，色々な先生方にお会いする事ができるため，とてもありがたい経験をさせていただいていると実感します．

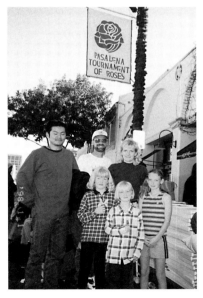

ホストファミリーと新年のイベント
Rose Parade へ

大岡　貴史
（明海大学歯学部機能保存回復学講座摂食嚥下リハビリテーション学分野准教授）

留学・研修先：シドニー大学ウエストミード病院
哺乳障害と舌小帯強直症との関連についての臨床研究

留学・研修先期間：2010年4月～2011年3月
シドニー大学ウエストミード病院 Special Care Dentistry に在籍

留学までの準備状況：

1. 留学先の決定と手続き

　　先方からの主任が以前に日本に留学していたことや，同僚がシドニー大学で非常勤として在職していたことから，先方の診療内容などを知ることができ，障がい児・者歯科診療や機能訓練についての留学先として希望した．また，私が留学する1年前に先方からの留学生を受け入れていたため，その繋がりを活かして留学の打診を行った．

2. 語学の準備状況

　　学内の英会話教室（小グループまたはマンツーマン）を留学準備前から利用しており，留学を目指すようになってからは休日を利用して英会話の個人レッスンを行った．留学にあたっての語学試験や英会話能力の書類提出などはなかったが，オーストラリアなどで行われている英語検定試験（IELTS）5.5以上を目安として語学習得を行った．

3. 留学用に用意した書類

　　先方への提出書類は，在職証明書（特に給与所得証明），歯科医師免許の英訳を持参して提出した．また，事前に履歴書（curriculum vitae）を大学事務宛に送付した．オーストラリアは様々な種類のビザがあるため，自分に適した種類を選ぶこと，その申請に必要な書類を集めることには時間を要した．これらの手続きは先方の事務も十分把握しておらず，大使館などの協力も得られないため，一番苦労した点であった．

　　同じ大学に留学経験を持つ歯科医師から先方の事務処理は非常に時間がかかることを聞いていたため，1年前から情報収集や先方へのコンタクトを開始した．その後，実際の書類のやりとりは留学開始の半年ほど前から始めたが，それでも留学開始時には手続きは完了しなかった．そのため，当初は観光ビザで入国し，留学先でも先方教員の手を借りながら手続きを進めていった．

留学を志した動機・時期・期間：大学院在籍時から留学への関心は強く持っており，できるだけ早い時期に留学に行きたいと考えていた．周囲の留学経験者からアドバイスをもらったり，海外での生活・研究・診療の経験談を聞いたりしたことが大きい後押しとなった．時期は30歳（卒業後5年目），勤務開始3年目頃．29歳の大学院修了時に留学を志し，職場・上司と相談しながら留学時期を決めた．実際に留学したのは31歳（卒業6年目），大学教員2年目だった．期間は約1年間を準備期間に充てた．先方からの返信や事務手続きなどが時間を要したことが大きな要因だった．また，その間に職場での業務引継ぎや語学の学習を行ったため，結果的には準備に1年をかけたことは正解だった．特に，海外では年度開始時期やセメスターが異なるため，短期間での準備では渡航後に支障が出る可能性が高かった．

現地での基本的な生活：留学先の住居手配などは自分で行う必要があったため，日本に帰国しているシドニー在住経験者を通してシドニーにいる日本人に住居探しを依頼した．しかし，その方の住所と私の留学先が離れていたため，十分な住居の情報は得られなかった．そのため，住居選びの注意点を教えてもらった後にSNSを介してシドニー在住の外国人に連絡を取り，その方のシェアハウスで部屋を借りることになった．シドニーではワンルームなどのマンションはほぼないため，マンションあるいは戸建てのオーナーが部屋貸しをしていることが多い．その中で留学先の病院に近いこと，1部屋を借りられること，家賃が相場相当であること（週150～200AUD）から個人契約した．現地では敷金礼金などはなく，一定期間前にオーナーに知らせれば解約・引っ越しが簡単にできるため，滞在中2回引越しをした．その際は，ネット上で住宅情報を調べて不動産業者やオーナーに申し込みをした（日本人に貸したがるオーナーが多い）．自分でマンションなどの契約をしなければ水道や電気などの契約も不要なため，オウンルームというこの形式は便利だと感じた．車の購入はしなかったが，日本の自動車免許証または国際免許証で運転ができた．

　事前に現地の銀行（ANZ）の口座を開設し，そこに日本円を移しておいた．留学中は現地で生活費を下ろして使い，航空券など高額なものは日本のクレジットカードを使って購入した．食材の購入や外食の支払いも現金またはクレジットカードで日本とほぼ同様にできるため，支払いについてのトラブルはなかった．また，買い物もスーパーや小規模な商店が数多くあり，生活雑貨を含めて不便はなかった．

　現地で調達したものは，家でのインターネット回線と携帯電話だった．いずれもプリペイド式のものであり，コンビニエンスストアでカードを購入してネット上や電話で番号を入力して使っていた．携帯電話は現地の日本人から中古の本体を譲ってもらった．

個人の体験談や感想，海外留学生活の紹介

1．留学前の不安

短い経験だったが，海外留学に行って本当に良かったと感じている．当初は，単に海外に行ってみたい，英語の学習をしたいという希望が大きい面もあったが，実際に留学に行けることが決まると，限られた時間の中でどのようなことを学ぶか，友人を作るか，知らない地域で生活するかなど考えることは次から次へと湧いてきた．また，行く前には誰もが不安に思うであろう語学やコミュニケーションなどは，行った先でなんとかできたという印象が強い．

2．留学先での1日

実際の日常スケジュールは，朝に病院に行き，当日の外来についてのカンファレンスに参加することから始まった（図1）．特に私は障がい児の摂食嚥下障害に対する訓練，新生児の哺乳障害の評価に関わることが多く，その資料の採取や集計などが日課であった（図2）．当然，現地のスタッフと話す機会は避けて通れないが，相手も私の言葉を理解するよう努力をしてくれるとともに，私も分からない言葉は遠慮なく聞き返すようにした．これによってコミュニケーションは徐々にスムーズに行えるようになり，相手も私のことを理解してくれるようになったと思っている．オーストラリアは移民の国として知られているように，ネイティブスピーカーばかりでないため「上手でない英語」に慣れていることにも助けられたかもしれない．

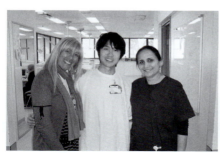 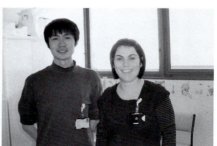

図1　同僚の病院職員

大岡　貴史（シドニー大学）

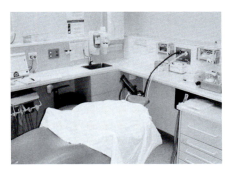

図2　病院の外来

　病院自体は午後5時には完全に終了となるため，その後は大学側の施設内にある図書館などで語学やオーストラリアの歯科医療事情などについて勉強する時間としていた．ただ，そちらも閉館は日本よりもずっと早いため，1時間程度しか使えないこともあった．

3. 留学中の活動

　現地では日本の歯科医療事情などについて前向きに理解されており，特に私が専攻する摂食嚥下をはじめとした口腔機能や障がい者歯科診療については意見を求められることが多かった．シドニー郊外で行われたオーストラリア・ニュージーランド合同の障がい者歯科研究会では，口腔機能訓練について30分ほどの特別講演を設けていただき，参加者に日本で行っている障がい児や高齢者への摂食嚥下訓練や対応，研究成果などについて話す機会を得られた（図3）．

4. 現地でのふれ合い

　私がいた病院には日本人がおらず，大学病院にいる時間内には日本語を話す機会がなかったことはプラスになったと考えている．分からなければ自分で調べる，人に尋ねるといったことをせざるを得ないため，嫌でも英語を使う機会が確保できたからである．もちろん，休日などはシドニー在住の日本人と会う機会もあり，シドニー市内外に足を運んだり様々な国から来ている方と接したりできたことは心の支えとなった．

　はじめての留学・海外生活で当初は不安なことも多々あったが，必ず周囲のサポートは得られるし，自分の行動次第で解決していくものと考えてよいのではないかと思っている．

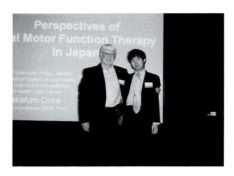

図3　現地学会での講演

海外へ出るメリット・デメリット

　海外留学のメリットは，前述のように計り知れないものがあると考えている．単なる語学習得ではもったいないくらいの意識改革，自身のスキルやキャリアの確認や向上，新たな人脈など数えきれないほどのメリットがあると思う．

　反対に，短期間の留学で語学力が明確に向上するといった期待はできないと思っている．特に，帰国後も継続して英語を使う・話す機会を持たなければ習得したものも当然ながら徐々に忘れていくため，語学のために留学するということは不向きではないかと思っている．

歯科医師／研究者として，海外留学とキャリアアップ・現在の仕事に反映している事柄

1. 留学後の活動

　現在，私は留学前と同じように摂食嚥下，障がい者歯科診療に関する業務を行っている．日常的な診療や研究活動の中で，海外留学で得た成果やコネクションを直接的に診療などに生かす機会は必ずしも多くないが，これまで行ってきたことが国際的にも標準以上であること，海外からの視線はどの点に向いているかなどを直接学べたことは大変大きい成果だったと感じている．また，現在勤務している大学でも学部学生を海外の姉妹校と交換留学へ行かせるカリキュラムがあり，その学生選考や渡航中の引率，海外からの留学生や担当教員への対応や交流会の実施など，教員として国際社会に通用する歯科医師の育成という業務に当たれ

ることは大変うれしいことだと受け止めている．

　また，国際学会への参加なども躊躇せずでき，他の参加者とも交流できるようになったことも大きな変化かと思う．もちろん，留学しなくてもこれらのことをできる人もいるが，少なくとも「英語が上手でないから話しかけられない」「海外渡航でトラブルに会ったらどうしよう」といった心配することがなくなったことは今後の業務を行ううえでも役立つことと思う．

2．留学に行って後悔はない！

　日本から海外に向かう学生も，海外から来る学生も期待と不安の両方を抱いていることが多い．その際にも，自身の経験などを考えてサポートをしたり，不必要な応対をしてしまうことは避けられるのではないかと思う．そうして海外に行くことへの不安を取り除いていければ，研究や臨床を学ぶために留学するということを考える若手もさらに増えていくのではないかと考えている．

　留学に行く際には，自分の準備もさることながら職場や同僚にも何らかの負担となることがある．もちろん，そのようなことだけを考えると留学などは行けなくなってしまうが，留学中または帰国後には職場に感謝し，お世辞でなく「機会を与えてくれたことを感謝する」ことが大切と思っている．具体的な行動をあげるのは難しいが，そのひとつとして「次に留学を志す人を育てる」「留学に関するアドバイスをする」というようなことでも良いかもしれない．迷っている人や不安に思っている留学候補生を見かけたら，心配な点を少しでも減らして留学に出てもらいたいと常に考えている．

　留学を目指す人も，「なぜ留学をするか，したいか」と聞かれると，すぐに答えることは難しいかもしれない．出発するときにはあまり明確な目標がなくても，現地での生活や受け入れ先から望まれることなどから自然と課題が見えてくるように思う．そして，どのような不安があっても実際に行けば誰もが「留学に行って良かった」と思えると確信している．

　人によっては様々な困難や事情があるが，短期間でも留学を実施できれば必ず何らかの成果は見つけられると信じており，そのようなチャレンジをする人が少しでも増えればと思っている．

大谷　恭史

(University of Washington Department of Restorative Dentistry Affiliate Professor／大阪大学歯科補綴学第一教室臨床講師／北海道大学歯科保存学教室非常勤講師／大阪府大阪市開業〔医療法人禄士会 DENTAL OFFICE OTANI〕)

留学・研修先：ワシントン大学補綴大学院
(University of Washington Graduate Prosthodontics)
Research Theme for Master Degree：自動歯牙形成ロボット開発.

留学・研修先期間：2010年6月～2015年12月．大学院3年間＋研究1年，その後ワシントン州にて歯科医師免許取得し，シアトルにて補綴専門医として勤務

留学までの準備状況：
　留学先について初めは希望等なく，ただできるだけ高水準の補綴卒後臨床研修を受けたいと思っていた．臨床留学経験のある先輩方に相談し，ワシントン大学が米国における補綴教育の上位校の一つであると聞き，ワシントン大学を目指すきっかけとなった．その後，当時のプログラムディレクターとの運命的な出会いもあり，ワシントン大学への入学を志した．それから，2度大学を訪問し当時のレジデント達に色々と話を聞き，出願の準備を進めた．
　語学に関しては，ワシントン大学の受験資格として TOEFL iBT 80 点以上が必要であったため，独学にて1年間かけて準備を行った．英会話は，特に語学学校等には通わずラジオ講座や外国人の友人との会話を通じて学んだ．
　必要書類は，履歴書，出身大学の成績証明書，TOEFL のスコア，推薦状などであった．NBDE や GRE のスコアは必須ではなく，任意で提出を求められた．

留学を志した動機・時期・期間：大学生の頃，ペンシルバニアに研究留学していた口腔外科医の兄の影響もあり，海外留学を意識し始めた．その後，大阪大学歯科補綴学第一教室での大学院生時代に出会った，現東北大学教授の江草宏先生，現岡山大学教授の松本卓也先生に影響を受け，米国留学を目指すきっかけとなった．江草教授や松本教授のように UCLA や Harvard などの世界トップレベルの場で活躍されていた方々が身近にいらっしゃったことで，日々大いに刺激を受け，臨床家として海外に出て世界の歯科臨床を

見たいと思うようになった．**時期**は30歳（卒業後5年目）．**期間**は留学を決意してから留学先の要求する語学レベル（TOEFL）に達するのに約1年を要した．またそれと同時に，インタビューで必要な実技試験（支台歯形成，ワックスアップ）の準備を半年間かけて行った．

現地での基本的な生活：住居の手配は，3カ月前に一度渡米し，3カ月後の渡米時に正式に契約する条件で仮契約をした．今考えれば，本来3カ月間も部屋を仮押さえすることは難しいため，プログラム開始の一月ほど前に渡米し，最初の数日から一週間程度はホテル生活をしながら部屋探しをする方が，渡米費用も一回で済むため経済的であると思う．

　幸いにも，当時ワシントン大学には石部元朗先生（山梨県甲府市にてご開業）が在学中で，プログラムに関してのアドバイスはもちろん，米国での生活に関しての情報を教えていただき，非常に参考になった．また，石部先生の帰国と著者の渡米時期が比較的近くタイミングが良かったのもあり，石部先生が所有されていた車を譲っていただくことになった．石部先生の帰国後は，業者に車を管理してもらい渡米時に空港にて管理業者から受け取った．

　米国では，中古車の流通が日本と比べて盛んであり非常に手軽に中古車を購入することが可能である．日本のように中古車ディーラーもあれば，インターネット上で個人的に買い手を探している投稿も非常に多い．条件が揃えば，その場で車を受け取り，乗って帰ることも十分可能である．中古車の買取価格は日本ほど低くはないが，卒業後に車を売却して帰国する予定であれば，極力人気車種の人気色を買うことをお勧めする．

　また，運転免許証に関しては，渡米直後は日本の国際運転免許証で1年間運転可能であるが，ID取得の目的もあり著者はすぐに州の運転免許証を取得した．ワシントン州では，一次試験（PC）を日本語で受験することが可能で，教本もネットからダウンロード可能である．一次試験のあとは路上での実技試験があるが，普段日本で運転をされていれば特に問題のない試験である．

　渡米後，受け取った車でそのままIKEAやCOSTCOなどに直行して家具等，生活必需品を購入してアパートに向かい，契約を済ませた．その後，銀行口座の開設，インターネット，携帯電話の契約を行った．また，日本の口座から米国の口座への送金は日本の銀行での送金先の登録が必要であるため，米国での口座開設後手続きを行わなければならない．

　シアトルには日本企業も多く，日本人の人口も比較的多いため日系や韓国系のスーパーがいくつかあり，そこで日本食材を手に入れることができた．もちろん価格は日本より割高であるためすべてをそこで購入する訳ではないが，日本と同じものが手に入るのは慣れない異国の地では安心であった．渡米後数日間はどこに行っていいのかもわからず，日系スーパーで買った炊飯器と米で毎日おにぎりを握って，空腹をしのいだのは今となってはいい思い出である．

個人の体験談や感想，海外留学生活の紹介

　プログラムがスタートした当初は，精神的にも肉体的にもかなり辛く，体重が激減し，家に帰るとソファに倒れこむ毎日だったのを覚えている．不十分な語学力や慣れない生活環境のため，あっという間に毎日が終わっていった．抄読会のために読まなければならない論文は毎週50本以上あり，最初の1年間は，毎週末が論文との格闘で終わってしまった．半年くらいたった頃，物事の勝手がわかり大学のシステムにも慣れ，生活に多少の余裕が生まれたが，補綴科特有の技工作業が患者の配当と共に増え，毎日夜遅くまで残って模型相手に奮闘していた．その時期の技工作業のほとんどは，フルマウスケースの治療計画立案のために行う診断用ワックスアップであり，仕上げた診断用ワックスアップの8割ほどは患者の治療契約が取れず，日の目を見ないまま箱の中で眠ることとなった．ただ，今となってはその経験が補綴専門医としての基礎を作ってくれたと信じている．

　2年目の半ばくらいからは，最終補綴装置を作製する機会が増え，下手ながらもポーセレンを築盛する楽しさを覚え，ポーセレンルームで多くの時間を過ごした．また，この頃からは生活にも余裕が生まれ，他の科のレジデントたちとよく近くのバーのHappy Hourに行っては生きた英語（スラングなど）の練習を繰り返していた．学外のプライベートでのコミュニケーションにより，本当のコミュニケーション能力が磨かれ，著者が卒業後米国で開業医としてやっていけたのは，このおかげであると思う．

　3年目になると，マスターのための研究を進めながら，症例を順次仕上げていく生活であった．研究テーマは「自動支台歯形成ロボットの開発」と少し特殊であったが，UCSCのロボット工学専攻の非常に優秀な日本人学生と共同研究を行い，結果的には論文がJPDにTitle Articleとしてアクセプトされた．

　3年間のレジデント生活で常に頭を悩ませられたのが，2，3カ月に一回担当がまわってくるクリニカルプレゼンテーションであった．ワシントン大学では，Treatment Planning Presentation, Therapy Presentation, Recall Case Presentationがあり，Periodontics, Prosthodontics,

Endodonticsの3科の学生が集まって朝8時から1時間のプレゼンテーションを行っていた．内容に不備や曖昧な部分が少しでもあれば，その都度学生や教官からひっきりなしに質問や指摘が飛んでくるため，用意したスライドをすべて発表しきるだけでも大変であった．このプレゼンテーションでは内容はもちろんのこと，プレゼンテーションの態度やオーディエンスのコントロール能力までもが評価の対象であり，毎回教官から評価シートとフィードバックが返ってきた．日本ではしたこともない経験であり，最初の頃は恐怖でしかなかったのを覚えているが，これにより理論武装することの重要性を学んだ．その他にも，Orthodonticsの故 Dr. Vincnet Kokich による Interdisciplinary Case Planning Seminar など，様々なプレゼンテーションの機会があり，プレゼンテーションにより人に何かを伝える訓練がこれだけできたのは，米国ならではないだろうか？

　3年間のレジデント生活がひと段落したところで，マスター研究の仕上げを行いながら，メンターである Dr. Ariel Raigrodski が Quintessence より出版された書籍の編集に，共著者として参加させていただく機会を得た．著者がレジデント中に治療したケースを採用していただき，書籍の1チャプターを執筆させていただいたのは，大変光栄なことであり貴重な経験であった．

　その後，米国で実際の臨床を経験したく，米国の開業医で臨床医としてチャレンジしようと決意した．在学中から NBDE，WREB の準備を行い，無事ワシントン州での歯科医師免許を取得することができた．当時，ワシントン大学に非常勤講師としてきていた Dr. Hasan Dbouk に声をかけていただき，彼と一緒にシアトルダウンタウンにて新しくオフィス（Seattle Dental Studio）を始めることとなった．オフィスへの出資は一切してはいないものの，米国でオフィスを開院するという貴重な経験をすることができた．残念ながら，米国の好景気の影響もあり労働ビザの取得ができなかったため帰国を決意することとなったが，米国での約6年間の経験は，決して日本にいては経験することのできないかけがえのない貴重な経験であり，そのすべてが今後の人生に大きく影響する出来事であったことは間違いない．

　シアトルにはプロスポーツチームが，野球（マリナーズ），アメリカ

ンフットボール（シーホークス），サッカー（男女）と4つあった．中でもマリナーズには当時イチロー選手がスター選手として在籍しており，よくビール片手に観戦をした．米国のプロスポーツ観戦は日本よりもファンサービスが充実しており，ファンと選手の距離が非常に近いように感じた．スポーツ観戦が趣味である著者にとっては，毎日のストレスを発散するには最高の環境であった．

また，米国には日本にはないような壮大な自然があり，都市部からでも1，2時間のドライブでアクセスすることができるため，週末を利用してトレッキングなどをして楽しんだ．それもまた，毎日の疲れを癒してくれる貴重な時間であった．

もちろん留学の本来の目的は学業や研究であるが，こういったレクリエーションをメリハリつけて楽しめるのも，日本にはない米国独特のライフスタイルなのかもしれない．

海外へ出るメリット・デメリット

メリット：インターネットで得られる情報だけでなく，実際に世界を肌で感じることで，グローバルな考え方が身につき，視野が広がる．

デメリット：時間的に遠回りになると感じるかもしれないが，著者にとってはすべてがいい経験であり海外へ出ることのデメリットは見当たらない．

歯科医師／研究者として，海外留学とキャリアアップ・現在の仕事に反映している事柄

渡米当初は語学に関して苦労したのはもちろんであるが，それ以上に米国のディスカッション文化に慣れるのには相当の時間を要した．米国の授業はすべて少人数制，ディスカッション形式であり，授業への積極的な参加が常に求められた．日本のように教壇に立つ教官からの一方的な情報の享受ではなく，対話形式で授業を進めていく．発言しなければ全く理解していないか，もしくは参加する意思がないと受け取られてしまう．しかし，発言の内容に関しては非常に自由で，正しいか正しくないかはそれほど重要ではなく，あくまでも他人の意見を聞きそれに対しての自分の意見をぶつけることが重要とされる．ディスカッションをする中で，それぞれが自分なりに理解を深めそれぞれのフィロソフィーを

大谷　恭史（ワシントン大学）

　構築していく．したがって，授業後ある程度の共通理解はあるものの，何を信じてどのようなフィロソフィーの元に歯科医療を行っていくかはそれぞれ違ってもいいのであると感じた．著者も最初は苦労したが，自分の意見を言い，それに対する他の意見を聞くことで，自然と理解が深まり，自分なりの臨床に対する判断基準を確立できたことは，3年間の在学中に得た最も大きな成果であったと思う．つまり，知識や技術を単純に増やすことではなく，物事をどう考えて決断を下していくかというプロセスを学んだ．これによって，どのような複雑な状況でも物事をシンプルに解きほぐして，一つひとつ整理したうえで結論を導き出していくことができるようになったと自負している．

　また，海外で正規の学生として米国人や世界中からの学生と共に学生生活を送り，また歯科医師として米国の社会の中で働き生活するという経験ができたことは，人生の価値観を変える程の非常に素晴らしい経験であった．歯科医療に関してだけでなく，様々な面でそれまでの常識が世界共通の常識ではなく，あくまでも世界の中の小さな一国の常識でしかなかった事を，何度も痛感した．そこに正誤や優劣はなく，文化的・歴史的・宗教的・政治的背景がただ違うために生じる違いであるということを理解することで，これまでの狭かった視野が広がり，世界に目を向けられるようになった．また，それと同時に母国である日本をそれまでよりも客観的に見られるようになり，今後の歯科医師としての人生をどこでどう生きていくかを考える非常にいい機会となった．

　最近では，日本の若者の内向き志向が問題視され，日本の将来を心配する声をよく耳にするが，著者も同意見である．確かに，海外へ出ることは相当な労力，時間，費用を要するため，人生の中での大きな決断の一つとなる．しかし，今後海外へ出る若手歯科医師が増え，Japanese Standard = Global Standard となることで，日本の歯科医療全体の水準も今以上に上がり，すべての日本国民がその恩恵を受けられる日が来ることを願っている．

緒方　由実

(タフツ大学歯学部歯周病科講師（米国，ボストン）／歯周病専門医として一般開業医勤務(ボストン近郊)／【米国歯周病学会ボード認定専門医】)

留学・研修先：タフツ大学歯学部歯周病・インプラント科の専門医大学院と修士課程（Master of Science：MS）．修士課程の研究テーマは，インプラントのための垂直的骨造成（GBR）に関する臨床研究．

留学・研修先期間：2008年7月〜2011年6月．大学院と修士課程（MS）を並行しての3年間の留学後，タフツ大学勤務．

留学までの準備状況：

1. 歯科大卒業後，臨床研修までの1カ月の春休みを利用し，海外の歯科大を見学しました．留学先としては，米国とスウェーデンを検討していましたが，オプションの多い米国に決めました．歯科名門校が複数ある都市として，ボストンとロサンゼルスを見学先に選びました．複数の大学を見学後，学内の自由な雰囲気が気に入ったのと，臨床が強く，歯周外科・インプラントともに症例数が多いという点から，タフツ大学を第一希望にしました．初めての海外生活で言葉や文化の面でも不安だったので，当時，複数の日本人歯科医師が留学中だったことも，タフツを選んだ理由の一つです．
2. TOEFLが必須だったので，市販の教本やオーディオ教材を用いて自学自習しました．
3. ADEA（米国歯科教育協会）のPASS applicationシステムを通じて出願しました．必用書類には，TOEFLの成績，歯科大の成績証明書と卒業証明書，履歴書，大学教授や指導医からの推薦状（3通），留学の動機や目的を記したPersonal Statement等がありました．

留学を志した動機・時期・期間：母校，鹿児島大学で所属した歯周病科のゼミで，恩師となる和泉雄一先生，古市保志先生をはじめとする素晴らしい先生方に恵まれ，色々な刺激を受けるうちに歯周病専門医になることを志すようになりました．その後，いくつかの歯周病専門の医院を訪問・見学した際，どの先生方も留学経験があることを知りました．日本の大学院への進学も検討しましたが，基礎研究が主となる場合が大半だったの

で，系統的に臨床を学ぶには，海外の大学院の方が向いているという結論に至りました．時期は歯学部5〜6年時．期間は歯科大卒業後，半年の準備期間でTOEFLの最低点に達し，タフツ大学に出願した際は，出願期間内にも関わらず，すでに翌年の定員数に達していると言われました．翌年の春に再度出願した際は，学内で前年の出願をre-activationしてくれたので新たな手続きはいらず，その間に伸びていたTOEFLのスコアのみ再提出しました．すぐに面接に呼ばれ，2カ月程でacceptanceの返事をもらいました．

現地での基本的な生活：留学開始から2カ月ほど前に一旦，ボストンを訪れ，住居を確保しました．事前に現地の不動産会社に連絡を取り，こちらの希望条件（場所，家賃など）を伝え，訪問時に見て回る物件を複数，選んでもらいました．5つ程の物件を見て，交通や買物の便が良く，安全面で安心できるアパートに決めました．その他にも，ネット上で見つけた物件もいくつか回りました．留学開始2週間前に渡米し，アパートの本契約，通信手段の確保（携帯電話の購入，インターネットの開設），銀行口座の開設，生活用品の手配をしました．家具や食器のほとんどは，日本に帰国する先生から譲ってもらいました．大学がチャイナタウンに近接しているので，アジア系の食事に困ることはありませんでした．近所に24時間営業のスーパーがあったので自炊することもありましたが，帰宅が遅い時は外食もしくは近くのフードコートからテイクアウトすることが多かったです．ボストンは地下鉄などの公共交通機関が発達しているので，単身の留学には車は不要でした．

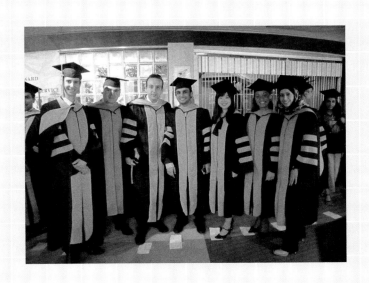

個人の体験談や感想，海外留学生活の紹介

　留学前，留学経験のある先生方から「同じ3年間の大学院を卒業しても，個々人で知識や臨床技術に大きな差が出る．すべては本人次第．」という趣旨のアドバイスをいただいたことをよく憶えています．当時は，実際にはどうすればいいのか分からなかったのですが，今はまさにその通りだと思います．こちらの大学院では，手取り足取り指導してくれるわけではなく，一人前の歯科医師として扱われ，主体的に学ぶことが求められます．留学してすぐに，自分がいかに日本の教育で，一律に与えられたものを学ぶということに慣れてしまっていたか気付きました．私の留学は，そういった考え方の癖を直すところから始まりました．

　留学中の一番の難題は，臨床の現場における英語でのコミュニケーションでした．出願時，スピーキングの不要な CBT 試験で TOEFL の必要得点に達したので，無謀にも英会話の経験も準備もほとんどないまま，留学が始まりました．「単語と文法さえ分かればなんとかなるだろう」と楽観視していましたが，そう思い通りにはいきませんでした．留学開始すぐに統計学，疫学，免疫学，病理学，薬理学など多数の授業が始まり，そのうえ，患者さんも割り当てられ，最初の半年間は慣れないシステムや歯科用語に苦戦しました．抗凝固剤のワーファリンが Coumadin と呼ばれることを知らず，何の授業なのか半ばまで分からなかったということもあります．リスニングが不十分だったため，授業の理解度はいまひとつでしたが，専門書や論文の読解はできたので，幸いにも試験にはすべて合格することができました．しかしながら臨床の場では，Thursday に予約したはずの患者さんがどういうわけか Tuesday に来院し，それが私の発音の不明瞭さが招いた誤解によるものだったということもあり，このような意思疎通におけるトラブルは多少なりとありました．後になり，留学者の多くが半年〜1年間ほど語学留学，もしくは日本で英会話スクール通学（今ではオンライン講座）等，事前に英会話対策をしていたことを知りました．臨床中心の研修や研究が目的の留学では，教授陣のみならず，患者さんや学生さんとも密にコミュニケーションをとることが求められ，ちょっとしたニュアンスの違いが誤解を招くこともあります．今となっては，事前に十分に英会話の準備を

緒方　由実（タフツ大学）

するべきであったと思います．

　言葉のみならず，文化の違いにも戸惑いました．私の大学院（歯周病科）の同期生は国際色が強く（ベネズエラ，ギリシャ，モナコ，サウジアラビア，クェート，ハイチ出身），"空気を読む"という雰囲気はありませんでした．"以心伝心"などということは期待できず，遠まわしに言っても誤解を生むことが多く，直接的な言葉で言わないと伝わらないということを学びました．時間の観念も日本とは違い，私にはマイペースに思えることが多々ありました．例えば，授業開始10分前に行くと教室に誰もおらず，場所を間違えたのだろうと思っていたら，予定時間を10分程過ぎてやっと，コーヒーを手に学生がちらほらと現れ始めたというようなこともありました．教授との関係も，上下関係というよりは個人対個人という感じに近いように思います．年齢がかなり上でキャリアも長い教授を当然のごとく"Dr.（苗字）"と呼んでいたら，他人行儀なのでファーストネームで呼んで欲しいと言われ，違和感を覚えたこともあります．留学当初のカルチャーショックは大きく，新しい環境に慣れるのにしばらく時間がかかりました．海外での生活に適応するには，日本での物差しを捨て，「郷に入れば郷に従え」の精神を持つことが大切だと思います．

海外へ出るメリット・デメリット

　最大のメリットは，学術的にも，私生活においても，いろいろなものの考え方や価値観を学べることだと思います．言い換えれば，視野が広くなり，多様性を受容できるようになりました．日本でも十分可能なことですが，私の場合は留学で英語が身近になったおかげで，世界に溢れている生の情報に抵抗なくアクセスできるようになりました．日本語訳を待つことなく最新の情報が手に入るのはメリットかと思います．

　デメリットとしては，米国の歯科専門医大学院に関しては，（知る限りでは）日本人には補助金がなく自費となるので，学費が高額になるという点です．またボストンやニューヨーク等の都市では，住居費や物価が高いことも事前に考慮すべき点です．その他は，日本での冠婚葬祭等に参加するのが難しい，海外滞在が長びく，もしくは頻繁に帰国できない場合には，日本にいる人たちと会うのが困難だということです．

歯科医師／研究者として，海外留学とキャリアアップ・現在の仕事に反映している事柄

1. 現在：3年間の大学院終了後，講師としてタフツ大学に留まり，学生の教育と研究指導に携わるようになりました．現在の仕事は，研究，教育，臨床の三本柱で成り立っており，その比は2：2：1です．今後，ライフステージの変化に伴いこの比も変わっていくことがあると思いますが，できる限りどれも長く続けていきたいと思っています．

2. 研究面について：留学中の修士課程（Master of Science）における臨床研究は，全く知識のない状態から始まりました．テーマを決め，研究デザインを練り，プロトコールを書き，IRB（研究倫理審査委員会）の承認を得て，参加者を募り，研究を行い，データを分析し，学位審査をパスし，やっと学会誌での出版に至るまでは，試行錯誤の長い道のりでした．その過程で多くのことを学び，臨床研究の大変さと面白さを知りました．後に，University of Washington（シアトル）で臨床研究の手法を系統的に学ぶ機会を得て，現在は大学院の学生や歯学部生と一緒に研究を続けています．GBR（骨誘導再生法）やサイナスリフト関連の bone regeneration が主な研究テーマです．メンターとして学生を指導する立場にあるので，研究内容のみでなく，ソフト面でのサポートの仕方や，どうすれば研究チームとして機能するか等，修士課程を通して得た経験が今の仕事に反映されていると思います．また，米国歯科医師会（ADA）を通して evidence-based dentistry（EBD）の手法を学んだことも，論文の読解や研究デザインを考える際の役に立っています．

3. 教育者として：講義や実習にも関わりますが，学生数が多く（各学年約200人），学生の臨床件数が多いので，クリニックにおける指導が大半を占めます．2013年に米国歯周病学会（AAP）のフェローシップの一環として米国歯科教育学会の ADEA/AAL Institute for Teaching & Learning（ITL）という1週間の集中コースに参加したことは，教育者としてどう学生に接するか考える良いきっかけになりました．タフツ大学には多様性（diversity）を重んじる文化があるので，様々な人種，国籍，生い立ちの学生がいます．このような学生たちと，患者さんを交えながらどのようにコミュニケーションをとるか，どのような教育方法が有効か，常に模索しています．その他，大学では少人数の歯学部生を

対象に歯周病・インプラントのコース（Advanced Selective Program）を受け持っており，豚の下顎を用いた実習，EBDの手法に基づくグループディスカッション，実際の患者での歯周外科手術などを行っています．

4. 歯周病専門医として：大学院修了後，米国歯周病学会（AAP）ボード認定専門医を取得し，2年間のFaculty/DMDプログラムを経て米国の歯科学位（DMD）を取得しました．現在は週1日，歯周病専門医として開業医に勤務しています．主な治療範囲は，歯周治療とインプラント関連の外科治療です．こちらでは米国歯科医師会（ADA）に専門医分野として認定されるための厳密な条件があり，現在は9つの専門医分野が存在します．一般的に，米国では専門分化の認識が高いので，専門に特化して働きやすい環境であると言えます．2017年に参加した米国歯周病学会（AAP）主催のリーダー育成プログラムでは，全米から招集された少人数の若手・中堅の歯周病専門医と一緒に，AAP会長経験者らから過去の経験を聞いたり，個人的なアドバイスをもらう機会を得て，将来の方向性を考える良い機会になりました．

5. 留学を志す人へ：まずは，なぜ（why），何のために（what），どのように（how），留学したいのかを明確にすることが大切だと思います．例えばhowに関してですが，できるだけ早い時期に，タイミング，期間，予算等，個人のライフスタイルに合う方法を検討することを勧めます．身軽に行動でき，勉学に集中できる単身留学を望むのか，家族と一緒に海外の文化や言葉を学ぶことも含めて留学を希望するのか等が考慮のポイントです．男女ともに当てはまることですが，特に女性の留学期間が結婚・出産・子育ての時期と重なる場合，家族の理解・同意および協力を得る，子どもの預け先の確保等クリアすべき課題が多く，留学のハードルが高いと思われるので，長期的な目で綿密なプランを立てることが大切かもしれません．実際，医療系のポスドク研究のための留学者の多くは，男女問わず単身か男性の留学に家族が同伴しているケースが多いようです．70年台半ばには米国の歯科医師のほんの3%が女性でした．40年を経た現在，日本と同様にタフツ大学でも歯学部生の約半数を女性が占める時代になりました．先のことはわからないものですが，留学を実現するためには，何のために，人生のどのステージで留学するのが自分に合っているのか，明確なビジョンを持つことをお勧めします．

金澤　学
(東京医科歯科大学大学院医歯学総合研究科高齢者歯科学分野助教)

留学・研修先：
　マギル大学歯学部 Oral Health and Society（モントリオール，ケベック州，カナダ）
インプラントオーバーデンチャーの臨床研究に補綴医として参加し，インプラントオーバーデンチャー補綴とデータ収集に携わった．

留学・研修先期間： 2013 年 8 月〜2014 年 7 月

留学までの準備状況：
1. 留学先の決定，先方への打診や手続き等
　　自分の研究分野（インプラントオーバーデンチャー）の臨床研究がもっとも盛んな研究機関がマギル大学であった．過去にマギル大学に留学していた先生を調べ，学会の懇親会にて，マギル大学留学経験者である河相安彦先生（日本大学松戸歯学部教授）に事情を説明した．偶然にも，数カ月後に河相先生がマギル大学に訪問する機会があり，無理を言ってご一緒させていただき，マギル大学の Feine 教授を紹介していただいた．
2. 語学（TOEFL，TOEIC，英会話スクール等）の準備期間や目安
　　スカイプ英会話（1 回 25 分，週 2 回）を 6 カ月間行った．日本人は「英会話慣れ」をしていないので，慣れるという意味で大変有意義だった．
3. 必用な書類など（在学時の成績証明，大学や指導歯科医からの推薦状等）
　　推薦状，歯科医師免許（英語版を厚生労働省に申請），在職証明書，DMD diploma，PhD diploma，卒業証明書

留学を志した動機・時期・期間： 大学院生の頃に海外の学会に参加した際，世界中には様々な研究があり，様々な研究者がいることを知って，世界は広いと思った．自分もその中で働き，日本だけでなく，世界に貢献できる仕事がしたいと思った．時期は 31 歳（卒業後 6 年目）に助教になり，それを期に現実的に留学というものを考え始めた．期間は 31 歳で留学を考え始めたが，子どもが生まれたばかりで現実的ではなかった．34 歳になった際に子どもが 4 歳と 2 歳になり，現実的に可能な年齢になったと感じて動き始め，それからは半年で決まった．私の場合はメールではなく，実際にマギル大学に行って話ができたことが幸運であったと思う．

現地での基本的な生活：現地に到着してからの 2.5 週間で行ったこと（いわゆる生活のセットアップ）を列挙する．

- 入国の際，イミグレーションでの Work Permit の取得（家族全員分．子どもは学校に行くことを記載してもらう．これがないと子どもが公立小学校へ行けない）．
- アパートの契約（小切手が必要．主任教授に立て替えてもらった．留学半年前にモントリオールを訪問して現地の不動産屋からいくつか物件を紹介してもらい，目星をつけていた．ケベック州の小学校はほぼフランス語なので，英語が公用語の小学校がある地域を選択した）．
- レンタカー 1 週間（大型家具用にミニバン）
- IKEA に通い大物家具を購入
- 在モントリオール領事館にて，在留届，運転免許証の英訳申請
- Social Insurance Number 申請（社会保障番号）
- Medicare（健康保険証）申請（カナダは医科の医療費は無料）
- English School Board（子どもの小学校の登録）
- TV とインターネットの契約（カナダには無料放送がなく，全部ケーブル TV）
- ケベック州の歯科医師免許取得
- 携帯電話の購入
- 銀行口座の開設
- ケベック州の自動車免許の申請
- 中古車探しと購入（10 万キロ走った 2007 Toyota Sienna XLE AWD，本体 160 万円．税金と登記で 190 万円くらいになった．カナダでは車はリースが多いが，リースより中古車を購入したほうがトータルは安くなるために，中古車を購入した．中古車ディーラーは大体郊外にあるため，車がなくても行けるところは限られる．なるべく近いところを探して，目当ての車があったらメールで予約をする．Sienna 4WD〔10 万キロ〕16,000\$，Sienna 2WD〔15 万キロ〕12,000\$，Odyssey 2WD〔12 万キロ〕10,000\$ が 2 時間以内のディーラーに見つかった．雪道は自信がないので少しでもスリップ率を減らそうと，4WD の Sienna にした．ディーラーで実物を見て説明を受け，エンジンルームも見せてもらったが，全くなにも分からなかった．日本で中古車を見るポイントなどを勉強しておくべきだった）．
- 車の保険に加入（ネット＋電話を 30 分くらい．英語で専門用語は全然分からない．年間 12 万円）
- McGill ID（大学職員登録）取得

個人の体験談や感想，海外留学生活の紹介

　子どもがいる場合，様々な生活環境を整えなければならないため，生活のセットアップに1カ月以上かかった．実際に大学で研究業務に携わることができるようになったのは，モントリオールに到着して1.5カ月後からであった．

　私の従事していた臨床研究は，ミニインプラントオーバデンチャーの前向き介入研究であった．初めの4カ月は研究プロトコルの策定から被験者のリクルートとスクリーニングなどのセットアップを行っていた．研究は研究計画の立案が一番重要なポイントであり，臨床研究の経験豊富な先生にご指導いただけたことは貴重な経験であった．ケベック州では日本の歯科医師免許があれば，書類審査とケベック州歯科医師会による面接のみで，研究期間の限定された歯科医師免許を取得できた．その中で同僚がインプラントを埋入し，私が補綴（義歯製作）を担当していた．臨床研究の患者を治療するのは1週間のうち木曜日のみであったが，その日は終日マギル大学のサテライトクリニック（インプラントを埋入する教官の開業先）にて治療を行っていた．あとは水曜午後にセミナーがある以外，月，火，金曜日は基本的に自由時間であった．当時，私は日本で助教として指導している大学院生が10名ほどいたため，午前中は日本の仕事を行い，連絡にはスカイプとハングアウトを多用した．午後はマギル大学での研究の事務作業を行うという日々であった．就業時間は朝9時から夕方5時であり，職員もそれ以上働くことはない．いつも私が1番早く大学に着き最後まで大学にいるという状態であり，日本との労働環境の違いを実感した．留学中には，講座主催の講演会とモントリオール大学での1時間ずつの講演を依頼された．原稿を読まずに英語での1時間の講演は，自分にとっては初めての経験であり非常に緊張もしたが，幸い仕事はそれほどきつくなかったので，講演の練習を十分に行うことができた．その時の経験が，現在の講演にも生きていると思う．

　留学当初は英語能力も低かったため，夕方5時以降に夜間の英会話教室（YMCA）に週2回通っていた．ケベック州はフランス語圏であるので，英会話教室は多数あり，そこでも様々な人と知り合いになれた．

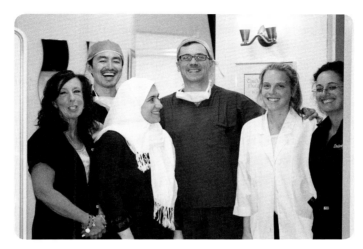

Prof. Esfandiari のクリニックでの臨床研究．筆者はインプラントオーバーデンチャーにおける補綴を担当した．

　また，講座に所属する人種は多種多様で，フランス，イギリス，米国，インド，パキスタン，イラン，中国，などなど，人種のるつぼであり，特に中東から中央アジアのインド，パキスタン，イラク人が多かった．人種・宗教が違えば考え方も異なり，異文化を持つ他のドクターと歯科以外の様々な話をすることができた．中でも，同性愛者のフランス人男性（モントリオールでは同性結婚が可能）から夫の自慢話を聞き，ヒンズー教のインド人から菜食主義を勧められ，イスラム教のイラン人女性から一夫多妻制を勧められたときには文化の違いを感じざるを得ず，良い意味でのカルチャーショックを受ける毎日であった．

　私生活では，9時5時の労働環境であったために，夜6時には自宅に戻り家族で食事を取ることができた．もちろん土日も学会以外では仕事で出勤することはない．ライフスタイルが日本とはあまりに違い驚いたが，慣れてくると人間の本来あるべき生活を送ることができている気がした．夏休みと冬休みも2週間以上とることができ，カナダ西部を車で旅したり，米国東海岸に旅行にいったりと充実した日々を送ることができた．

海外へ出るメリット・デメリット

留学で得られたことは以下のことである．
- 臨床研究のノウハウ（グラント，プロトコル，遂行方法，解析，論文の書き方）
- 英語能力
- 世界の著名な研究者との交流
- 海外の文化，宗教，考え方，ライフスタイル

デメリットは生活の立ち上げと最後の撤収が非常に大変だったことくらいである．単身であれば，そこまで大変ではなかったと思うが，子どもを連れて行くと家族の面倒をみることが大変である．しかし，そのぶん家族と一緒に過ごせる時間が増えるので，これから留学を考える方は家族がいれば，ぜひ家族と行くことをお勧めしたい．

歯科医師／研究者として，海外留学とキャリアアップ・現在の仕事に反映している事柄

私の今の研究者としての立場にとって留学はとても有意義なものであった．前項で述べたが，一流の研究者の下で臨床研究のノウハウを1から学べたことは非常に有意義であった．研究において一番大切なことは，適切な研究計画を立案することであり，現在日本で行っている臨床研究にもこの時の経験が生きている．留学中には，マギル大学で行っていた研究以外にも，日本で行いたいと思っていた研究計画を指導教官と議論しながら立案していった．その甲斐あって，帰国後すぐに科研費，国外民間助成金，国内民間助成金と多くの研究費を獲得することができた．その後もいくつかの研究費を得ることができ，その資金により現在も大学院生や同僚とともに臨床研究を行っている毎日である．

また，留学したことで海外の研究者との交流が深まった．以前は海外の学会に参加しても海外の研究者と話をする機会は少なかったが，留学を期に様々な研究者と知り合いになることができた．論文を見る際にも研究者の顔が思い浮かぶようになったことで，一層仕事は面白く感じるようになった．さらに，海外だけでなく，日本の他大学の研究者とも繋がりが増えた．留学仲間ともいうのだろうか．同じような経験を同時期にした他大学の先生と知り合いになれたことは，情報交換をするうえで

金澤　学（マギル大学）

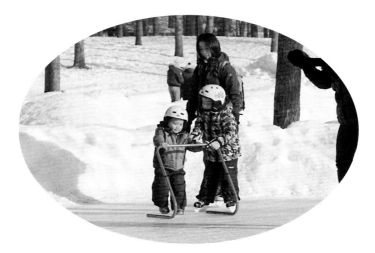

冬の休日は家族でスケートやスキーを楽しんだ．冬の気温は−20度まで下がり（筆者の滞在中最低気温は−28度！），天然の湖が凍り，その上でスケートができ，寒い中でも楽しめるレジャーは多い．

も非常に大きなメリットである．

　そして，海外で生活することは歯科とは関係なく，人生における価値観を変える大きなチャンスである．世界中の様々な国の人と話をすることにより，世界の中の日本の立ち位置も把握できるようになり，それは私の研究者，歯科医師として以外の人生においても大きな影響を与えた出来事であった．

　留学に興味がある方には，チャンスがあればぜひ海外に行ってもらいたいと思う．職場，家族，お金など様々な問題があると思うが，長い人生のたった1〜2年である．参考までに私が1年間にかかったお金は家族4人（大人2人，子ども2人）で500万円くらいであった．これをどう考えるかはその人次第だが，私にとっては十分かけるべき価値があるものであると感じた．海外に行くことにより得られるものは非常に大きい．この本を手に取った皆さんには迷うことなく，その一歩を踏み出してほしいと思う．

　なお，留学中に書いていた生活のセットアップと帰国前準備に関しては私のFacebookに詳しく掲載しているので，ケベック州に留学予定の方にはご連絡いただければ幸いである．

菊地　良太
（ボストン大学歯学部〔Clinical Assistant Professor, Practice Leader Department of General Dentistry〕）

留学・研修先：
ボストン大学で一般歯科の1年間のプログラム（Advanced Standing in General Dentistry）を修了．同プログラムでインストラクターとして3年間勤務．米国での歯学部学位取得のため，同大学の2年間のAdvanced Standing Programを修了．学位取得後，同大学にてClinical Assistant Professorとして勤務（現在）．

留学・研修先期間：
2006年7月～現在（留学から永住になりました）
2006～7：ボストン大学歯学部：Advanced Education in Gneral Dentistry：研修医
2007～10：同大学，同講座：Clinical Instructor
2010～12：同大学：Advanced Standing Program：歯学部生
2012～現在：同大学：Department of General Dentistry, Clinical Assistant Professor

留学までの準備状況：
1. 留学先の決定，先方への打診や手続き等
　　私の子どもからの歯科の主治医である川又昇先生から武居淳先生（ボストン大学補綴科留学経験者）を紹介いただき，また武居先生からボストン大学補綴科勤務の山本英夫先生と蒲池史郎，久美先生を紹介いただき，2005年11月，ボストンにおいての見学旅行が実現しました．それまでは歯周科，補綴科等の専門科への留学を考えていましたが，Advanced Education in General Dentistryという1年間のプログラムの存在に出会い，まずはそこから始め，将来の選択を考えようと決めました．
2. 語学（TOEFL，TOEIC，英会話スクール等）の準備期間や目安
　　TOEFLに関しては5年前からだらだらとKaplanに通い学んでいましたが，毎日の仕事と，妻子がいるため，家での予習，復習等ができず費やした時間と費用の割にはスコアは伸びませんでした．出願の約1年半前から6カ月間，当時代々木にあったAREというTOEFL専門の塾（現在中野）に週末ほぼ毎週通い，集中して学び，一気にスコアをあげました．その時留学のめどは全く立っていませんでしたが，機会があればすぐに行けるように準備をしていました．結果，目の前にチャンスがあった時にそのおかげでつかむことができました．
　　現地での語学については，驚くことに高校時に1年間カナダに留学していた時の感覚がまだ残っており，それほど不自由は感じませんでした．もちろん最初は専門用語

や，大人，歯科医師としての言葉を色々と学び吸収しなければいけませんでしたが，それも半年ぐらいで慣れました．
3. 必用な書類など（在学時の成績証明，大学や指導歯科医からの推薦状等）
　　出願時：在学時の成績証明書（専門会社によって米国の評価システムに変換したもの），TOEFL のスコア，推薦状（学部長，教授の良い評価が多くあると良い）．

留学を志した動機・時期・期間：中学，高校生時代に短，中期の留学をさせてもらい，私の中で米国での生活は常に憧れであり（短期間），歯学部に行ったことからそれを生かし，米国で歯科医療を学ぶことでそれを実現しようと思いました．
　米国に来てからは，山本先生と蒲池先生から臨床の指導を受け，またお話を聞いていくうちに，ぜひ米国に残り，歯科医師として働きたいと思いました．そこから次のステップである Advanced Standing Program への準備が始まりました．時期は漠然とした感じでは高校生の時．歯科医師として現実的に考え始めたのは卒業3年目．期間は（先にも書きました通り）実際の出願の5年前から TOEFL の準備は何となくやっていましたが，今となってみればこれはあまり意味がなかったかと思います．
　実際は，留学した時の2年強前から約6カ月間で TOEFL をクリアしその後1年以上何も動かず，勤務医をやめた後2005年12月に出願し，2006年1月に面接，3月の初めに Acceptance をもらいました．4月に2週間ほど見学に行き，7月に始まるプログラムのための準備をしました．

現地での基本的な生活：生活のセットアップはプログラムの始まる3カ月前に2週間ほど見学に行ったときに始まりました．当時，すでにタフツ大学で補綴科のプログラムを始めていた熊谷直大先生にいろいろとアドバイスをいただき，不動産屋に行き7月から住むアパートはその時に契約をしました．6月末にボストンに着き，実際の生活を始める準備はとてもスムーズにいきました．その時ちょうど大学の後輩でボストン大学の矯正の大学院を修了された長尾紀代子先生が，留学を終え家財道具をすべて処分したいという事で，それを譲っていただきその家具で最初の2年間は過ごしました．
　その2年間は家族を日本に残しての1人暮らしだったので，最低限のもので生活していました．テレビおよびインターネット回線は引かず，ボストンは車がなくても生活ができる街なので免許も取得しませんでした．ただ，レストラン等でアルコールを頼む時に ID の表示を求められます．その時に毎回パスポートを持ち歩くのはリスクが高いので，Mass ID という身分証明書を作りました．
　3年目からは家族が一緒になったので郊外の町のタウンハウスを借り，免許取得，車を購入し生活を始めました．ボストンには日本や韓国系のスーパーマーケットがあるので，現地のスーパーにないものはそこで購入し，家内が日本にいるときと同じような食事を頑張って作ってくれます．新鮮な魚だけは手に入りにくいのでそれだけが寂しいです．

海外生活の思い出や，実際の勉強・研究・研修等について

　私のボストン生活は 2006 年 7 月，ボストン大学の Advanced Education in General Dentistry（以下 AEGD）から始まりました．このプログラムは一般的に，米国の歯学部を卒業し GP としてさらに教育を受けたい人たちのためのものです．他の専門の大学院と同じように定員が決まっていて，選ばれた優秀な学生しか入ることができません．ほかの大学院の専門課程と違うのは 1 年のプログラムで，学費がなく米国の学位を持っている歯科医師は多少の給料（当時で月 20 万強）が出ることです．またこのプログラムを終了することで，矯正や歯内療法といったとても入るのが難しい専門課程に入ることが有利になるため，とても競争率の高いプログラムです．実際に毎年 2 から 3 人の学生がこのプログラム終了後，それらの専門課程に受かっています．このプログラムの定員の中にインターナショナル枠というものがあり，海外からの歯科医師を毎年 3 人受け入れています．これらの人には給料は出ませんが，学費はありません．これは私にとってとても助かりました．海外からの歯科医師は世界中から来ており，私の時はベネズエラから 2 人と私でした．カナダからも 2 人いましたが，カナダの大学は ADA で認可されているので，米国の大学卒業と同様扱いになります．同僚は私を含めて 12 人，インターナショナルの歯科医師 3 人，カナダの歯科医師 2 人，4 年間の DMD プログラムを修了した歯科医師 5 人，海外からの歯科医師で 2 年間の DMD プログラム（Advanced Standing Program，のちに私が学位を取るために始めるものです）を修了した歯科医師 2 人でした．

　プログラムは 2006 年 7 月に始まりました．このプログラムは臨床が中心で，最初の 3 日間はオリエンテーションでしたがそれが終わった次の日から患者さんの予約が入っていました．最初の約 1 カ月間は週に 2 日，補綴と治療計画と歯内療法の講義および実習を学びました．補綴および治療計画はコースディレクターの補綴専門医の Dr. John Cassis，歯内療法はボストン大学の歯内療法科の専門医の Ramzi Sarkis がそれぞれ担当し教えていただきました．8 年間臨床を経験してから行きましたが，新しく学ぶことがとても多く非常にためになりました．1 カ月がたった後は毎日 9 時から 5 時まで患者さんを診療します．また同時に週

菊地　良太（ボストン大学）

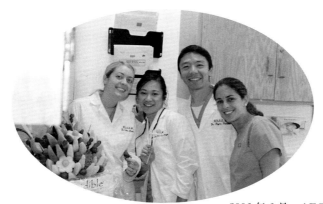

2006年6月，AEGDの同僚の
レジデントとクリニックにて

に3,4回，朝の8時からいろいろな分野の講義を受けます．もちろん学期末には試験がありました．はじめはこれが一番つらかった思い出です．特に病理学，薬理学，倫理と法律が難しく，同僚の助けを得てやっとパスしたような感じでした．ただ臨床の経験がほかの先生よりもあったので，その部分で私が彼らを助けることができ，何とかバランスよく過ごすことができました．このプログラムで一番学んだことは口腔全体を考慮した，長期における最良の予後を考えた治療計画です．

　歯科の治療に関してはインプラントや歯周以外はすべて経験があり自信もありましたが，自分にこのような治療計画を立てることができないことに気づかされました．この分野に関しては，留学の準備段階でも非常にお世話になった補綴専門医の蒲池久美先生によく教えていただきました．また最後の4カ月間，毎週1回1人のレジデントが担当し，2時間のケースプレゼンテーションおよびそのケースに対する質疑応答が行われます．そこではとても活発に質疑応答が行われます．その頃は多くの人の前できちっと英語で質問する自信がなかったのであまり参加した記憶はありませんが，毎週出席し，みんなの言っていることを聞くことでどんどん知識が蓄積されることに気付きました．私自身のプレゼンテーションは最後（くじ引きで引いた結果です）だったので準備の時間はある分，みんながその前に11回参加していることから目が肥えてきているために，そこからのプレッシャーは大きく感じました．日本語で

もプレゼンテーションなどやったことがなかったのに英語での発表で，当日は大緊張でした．しかもその日は Department Chairman で補綴専門医の Dr. Dan Nathanson がレクチャールームに座っていました．今まで一度も来たことがないのになぜ？と思いながら，さらに緊張が増しました．十分準備時間があったことから準備は万端だったので，結果はうまくいき，また Dr. Nathanson がいたことでほかのレジデントや Dr. Cassis からの質問があまりなく，質疑応答の時間は私のプレゼンテーションを参考に Dr. Natanson のレクチャーにかわってしまっていました．

6月末に卒業パーティーがあり，そこで最優秀レジデントに送られる賞をいただきました．このプログラムは1年間と短いですがとても凝縮されており，たくさんのことを学ぶことができました．治療計画以外に一番の収穫が，米国・ボストンの歯科事情を知ることができたことと，その中で自分がどのくらいできるかを確認できたということでした．患者さんの人種は様々ですが，日本で学んだ患者さんへの対応は世界で通じることも感じました．

このプログラム中，始まって約4カ月あたりで上記のことを感じ始め，米国で資格を取り歯科医師として働きたいと準備を始めました．ただそのためには Advanced Stranding へ入らないと DMD の学位がもらえません．Advaned Standing のプログラムは Requirement が専門医課程に比べて多く，その中に National Board Dental Examination というものがあります．これは米国の国家試験で，2部に分かれているうちの最初のパートで特に基礎教科が試験されます．

試験科目は解剖学，生理学，生化学，細菌学，病理学，口腔解剖学です．この選択をし，この試験のための勉強を始めてから何度後悔したかわかりません．このような教科は大学3年生の時に習ったもので，しかもご存じのとおり全部日本語でした．週5日フルタイムで働きながらの勉強だったので，最初の1年間はほぼ参考書の翻訳で，自分で読めるようになるのにそれぐらいかかってしまいました．そこからやっと記憶し，試験を受ける本格的な準備に取り掛かりました．BU の Advanced Standing Program の点数の Requirement は高く，85点（パスは75点）で標準時偏差で全国平均の点数になります．テストを受けているのはほ

菊地　良太（ボストン大学）

とんどは歯科大学の1，2年生で，大学で試験対策の授業を受けたばかりの人たちです．その人たちの中で平均を取るのは至難の業でした．結果，本格的に勉強ができるようになってからその点数に届くのに1年半以上かかってしまいました．幸いなことにその間は AEGD の Clinical Instructor として Dr. Cassis がずっと雇ってくれていたので生活は安定していました．また，途中2008年の9月に日本に残していた妻と4人の子どもをボストンに呼び寄せ，一緒に暮らし始めることができました．ただ家族が来てからもまだ National Board の勉強をしていたので，米国生活に慣れない妻，家族と勉強で大変な毎日を送っていました．今となってはいい思い出です．

　普段の生活面ですが，私がボストンに行った時期はとても恵まれていました．長くボストンで歯科医師としてご活躍され，ボストン大学あるいはタフツ大学で教授をなさっている山本英夫，里見先生，蒲池史郎，久美先生，諸井先生という素晴らしい恩師たちに恵まれ，励まされ．またボストン大学の教員として宮本先生，尾上先生，補綴科には穂積先生，小野先生，タフツ大学の補綴には須田先生，熊谷先生，歯周科には清水先生，築山先生が在籍していました．留学前，熊谷先生には初対面にもかかわらずアパートに泊めていただけるかお願いし，快諾（本人はそのつもりではなかったかもしれませんが…）をいただいたことを昨日のことのように覚えています．その時米国でうまくやっていくコツをたくさん教えていただき，それがあったのでプログラムの最初からうまくやっていくことができました．上記の先生方にはことあるごとにお誘いいただき，時には熱く，時にはばかげた話をたくさんしたのを覚えています．特に築山先生とは共通の趣味であるテニスを通じてたくさんの時間を共有させていただきました．築山先生，熊谷先生をはじめ大学のレジデントであった先生方は皆さん帰ってしまいましたが，帰ってからもボストンあるいは日本で再会し，刺激をいただいています（私から彼らに刺激になることはあまりないですが）．また，Facebook などを通じて活躍を楽しみに見させていただいています．人生の中でかけがえのない友人たちと出会えたと思っています．これはお互いに切磋琢磨し，つらい時期を共有し，認め合いできた友人関係だからだと信じています．これがボストンの最初の数年の中で最大の収穫でした．

与えられたページ数が限られていますので，この後の経験につきましてはまた機会をいただけるようでしたらお話しできればと思います．

海外へ出るメリット・デメリット

メリット：歯科医療に関しましては公的保険というものが生活保護を受けているような人の層にしかないため，ほとんどの人は自費，または民間の保険にて治療を行います．そのため，保険にとらわれず常に最良の治療計画を提示することができます．またそのような治療計画の立て方を学ぶことができます．さらにその中でGPと各専門医の連携がとても重要になってきますが，そのことも米国で歯科教育を受けること，また実際に歯科医師として働くことによって学ぶことができます．一般的な事としてはやはり日本的な考え方にとらわれず，色々な考え方があることを学べることは大きなメリットだと思います．特にボストン大学は教員や学生がとてもインターナショナルで，中東，東西ヨーロッパ，南アジア，インド，アフリカ，中南米と世界中から人が集まっています．それぞれの人の行動，言動を見て，それに彼らがどこから来たかを当てはめてみると色々と感じさせられることがあります．その中にはとても驚かされるようなこともありますが，それはその人にとっては当たり前であって，どうしてそれがその国の人にとっては当たり前になったのかを考え，学ぶことは，日本に帰ってから物を考えるうえでとても大きいメリットになると考えます．

デメリット：歯科医療に関しては，こちらで学んだことを日本に帰ってからフルに活かすのが難しいのではと思います．私自身はその理由がメインでこちらにステイすることを決めました．日本に実際に帰国して歯科医師として生活をしていないのでこれ以上は解りません．

海外を志す後輩の先生方へのメッセージ

行きたいと思ったらぜひチャレンジしてください．海外に出ることで学べることは限りないと思います．

ただ，やみくもに始めても時間の無駄をするだけだと思いますので，自分がどんなことを学びたくて，その後どうしたいかをある程度決めてから動き始めた方が良いと思います．米国の臨床プログラムに入るには

菊地　良太（ボストン大学）

莫大な時間，努力とお金が必要です．ただ米国に行き専門医になるだけでなく，その後その知識をどのように将来の自分および社会に貢献ができるかを前もって少し考えることで，自身が費やしたものが最大限に生きてくるのではと思います．

　米国の歯科プログラムに入るのは簡単な事ではありません．諦めそうになることは何度もあります．しかし自分が目標を決め，それをすることで自分の歯科医師としてのキャリアがより良くなるものだと信じ，準備，行動していればそれは必ず現実のものになると思います．もちろん自分一人ではできないことがたくさんあります．ただ努力していることで周りが助けてくれることが多々あります．私は周りに助けられてここまで来ることができました．もちろん常に準備と努力を心がけ生活し，今でも初心を忘れず行動することを心がけています．また似たような状況の人を見た場合，日本人に限らず，できる限り助けることを心がけています．もちろんこれを読んだ先生で，私から何かを知りたい方は遠慮なくご連絡ください．とにかく，目標を設定，計画し，自分を信じて行動すれば実現します．諦めないでください．皆さんの成功を願い，応援しております．これを通して日本の歯科医療がより良いものにできることに貢献できればとも思っています．

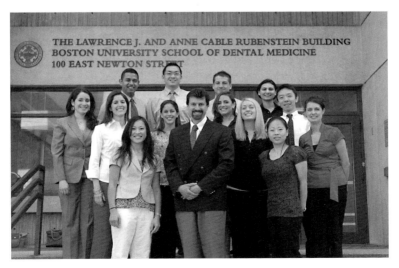

2006年6月，AEGDのレジデント全員での記念写真

黒嶋　伸一郎
（長崎大学大学院医歯薬学総合研究科口腔インプラント学分野／長崎大学病院口腔・顎・顔面インプラントセンター）

留学・研修先：Department of Biologic Materials and Sciences, Division of Prosthodontics, University of Michigan, School of Dentistry（ミシガン大学歯学部生体材料科学講座補綴学分野）にて，
1) 骨粗鬆症薬（ビスフォスフォネート製剤，抗RANKL抗体，PTH製剤）に関する基礎研究
2) 薬剤関連顎骨壊死に関する基礎研究

留学・研修先期間：2010年8月1日〜2012年7月31日．北海道大学大学院歯学研究科客員助教として1年在籍，ミシガン大学歯学部生体材料科学講座補綴学分野リサーチフェローとして1年在職

留学までの準備状況：
1. 留学先の決定，先方への打診や手続き等
　　北海道大学歯学部出身で，ミシガン大学歯学部のAssistant Professorが研究者を応募していた．先方への打診はメールですべてやり取りした．
2. 語学（TOEFL，TOEIC，英会話スクール等）の準備期間や目安
　　英会話スクールには留学前に半年程度通ったが，留学して無意味であることを知った．
3. 必用な書類など（在学時の成績証明，大学や指導歯科医からの推薦状等）
　　①預金証明書，給与証明書，出生証明書，在留届，履歴書の英語版
　　②DS2019（受け入れ先の大学機関が発行するが，これがないとJ-1 VISAが取得できない）
　　③留学先における住居に関する書類（渡米前に留学生用の家を決定しておいた．後述）
　　④Invitation Letter（受け入れ先の大学から留学前に所属していた北海道大学へ）
　　⑤I-94（現在はデジタル化）（いわゆる研究留学の場合には，DS-2019，VISA，パスポート，I-94が絶対に必要不可欠）
　　⑥国際運転免許証（アメリカ合衆国では好まれないので，渡米後できるだけ早く運転免許を取得する．アメリカ合衆国では運転免許証＝身分証なので，いつまでもパスポートを携帯せずに済む．）

留学を志した動機・時期・期間：
大学院を卒業後，真の研究を知っておく必要性を強く感じたため．時期は32歳（大学院修了後4年目）．期間は約1年．受け入れ側の大学によるDS-2019の発行に最も時間がかかった．VISAの取得は，予約さえ取れればあまり問題がないが，発行VISAに誤りがあったせいで，VISAの再発行を経験したので，準備は早めが良い．

現地での基本的な生活：

1. **住居の手配**：渡米前に受け入れ先大学の先生を介して行い，留学生用の建物を日本で契約してから渡米した．
2. **ライフライン**：住居にはガス，電気，水道等が備え付けであったため，入居日に手続きを行って入居した時からすべて使用可能であった．建物に関する不備は大学がサポートする修理業者に連絡すると即日対応してくれた．
3. **電話**：携帯電話のみを使用していた．
4. **家具等**：渡米後すぐに最低限の家具を購入した．食品に関しては，複数のマーケット（いずれも自動車で10～15分程度）にて購入した．
5. **病院・病気**：ミシガン大学には日本人を対象とする病院があったので，家族は定期的にそこで対応してもらっていた．大きな病気はしなかった．娘が後頭部を強打した際にはミシガン大学病院のエマージェンシーで対応していただいた（幸い後遺症などはなかったので即日帰宅した）．
6. **妊娠・出産**：渡米後に妻が妊娠・出産を経験した．そのときすでにミシガン大学で雇用されていたため（リサーチフェロー），出産に関しては大学がサポートする保険を使うことができた（出産にかかる入院期間はわずかに1～2日がアメリカ合衆国の通常で，日本とは全く異なる）．出産後はアメリカ合衆国と日本国の両方に出生届を出す手続きを，一定期間内に行わなければならない．
7. **食事**：妻と子ども1人と一緒に渡米したこと，ならびにお金の問題等から基本的に外食はせず，妻がすべて作っていた．
8. **子どもの幼稚園，学校**：幼稚園（preschool）は高額であるため，フルタイムで預けることはできなかった．週に2回程度時間を決めて子どもを預けた．その後，子どもが5歳になると小学校0年生（kindergarten）が始まったが，こちらは無料であった．
9. **自動車の購入**：知人を通して自動車会社を紹介してもらい，渡米してすぐに自動車を購入した．ガソリン代金はすべてクレジットカードで対応した．
10. **自動車の故障**：近くの自動車修理工場で対応した．
11. **自動車の売却**：アメリカ合衆国では距離は走っていても自動車の価格は落ちないので，値段が下がらないことが多い．最終的には日本人の知り合いに売却した．
12. **通勤**：自動車を使うとお金がかかるので，大学周囲を巡回するバス（無料かつ深夜まで運行）を高頻度に利用した．
13. **治安**：Ann Arborの治安は極めて良いため，特別安全を配慮したことはなかったが，デトロイトは危険なため，行かないように言われていた．

個人の体験談や感想,海外留学生活の紹介

1. 研究生活
  1) 与えられた主な研究テーマ
    (1) PTH 製剤の間歇的投与が抜歯窩治癒と全身に与える影響に関する基礎研究（動物・細胞実験）
    (2) ビスフォスフォネート製剤が口腔内硬軟組織と全身に与える影響に関する基礎研究（動物・細胞実験）
    (3) 抗 RANKL 抗体が口腔内の創部と全身に与える影響に関する基礎研究（動物・細胞実験）
    (4) アポトーシス関連分子（Caspase3）が骨組織に与える影響に関する基礎研究（遺伝子欠損マウス実験・細胞実験）
    (5) 抗アポトーシス関連分子（Bcl2）とオートファジー関連分子が骨組織に与える影響に関する基礎研究（遺伝子欠損マウス実験・細胞実験）

〈平日の研究生活〉
  7:00 起床　バス移動（無料）
  8:00～8:30 ラボ到着
    ⇒実験開始（17:00 くらいまでずっと実験.デスクワークをする時間はほとんどない）
    ⇒週1回は PI とのプログレスミーティング（4～5時間）
    昼食は実験の合間に
  17:00～18:00 可能であれば一度帰宅（バス移動）
  20:30～大学へ戻る（自動車移動）
    ⇒実験再開＋少しのデスクワーク
  1:00～2:00 帰宅（自動車移動）

　私が在籍・在職したラボは少人数で,日本人の PI,米国の歯科医師免許兼修士号を取得しようとしていた台湾人が1名,私,ミシガン大学の学生3名の合計5名程が所属していた.日本では,大学院生などが研究する場合,基本的に動物実験,サンプル作製,*in vitro* 実験など,す

黒嶋　伸一郎（ミシガン大学）

べてを一人でやり遂げることを美徳とする傾向もあるが，米国（その他の国も同様）では動物実験後の組織片の作製などはテクニシャンが行うのが一般的である．ミシガン大学歯学部では専用のテクニシャン2名が常勤していたため，彼らにお世話になって組織切片の作製をしていただいた．

　一方，私が行っていた骨の研究領域では，マイクロCT撮像・解析が極めて重要であるが，これも個人の仕事ではなく，テクニシャンの仕事であることが一般的である．ミシガン大学でも専属テクニシャン1名が常勤しているため，撮影はしてもらい，解析は自分で行っていた（撮影と解析は別料金であり，自分に与えられた研究プロジェクト数が多く，お金を節約するために自分で解析していた）．マイクロCT専属のテクニシャンに解析方法を教わり，彼女の勤務終了後，2年間，ほとんど毎日マイクロCTの解析を行っていた．研究生活はかなりタフで，2年間で12個のプロジェクトを並行して行っていたために1日の研究時間は長く，朝7時に起床し，バスで8時～8時半には大学に到着して実験をスタートし，そのまま17時くらいまで実験を続けた．その後，余裕があれば一旦帰宅して夕食をとり家族と過ごし（実験が立て込んでいたら帰ることはできず，そのまま実験は続いた），20時過ぎには大学に戻り，深夜1～2時に帰宅する日々が続いた．

　毎週1回，4～5時間程度，プログレスミーティングですべての研究プロジェクトの進捗状況をボスに報告し，今後の研究の方向性を話し合った．また，毎週1時間程度，私のPIが過去に働いていたラボミーティングに参加し，進捗状況を報告していた．

　帰国日前日は大学に泊まり込んで最後の実験をし，歩いてミシガン大学から家に帰り，急いで空港に行き飛行機に乗ったことも，今ではとても良い思い出である．

　ミシガン大学で得られた研究成果はすでに8本の論文（*Endocrinology*. 2012, *Implant Dent*. 2013, *Bone*. 2013, *J Dent Res*. 2013, *Calcif tissue Int*. 2013, *J Periodontol*. 2014, *Osteoporos Int*. 2014, *Clin Oral Investig* 2016）にまとめられ，出版された．残りの4つのプロジェクトのうち3つは現在論文投稿の準備中である．

2. 家族との生活
〈土曜日の生活〉
・基本的には平日の実験生活と同じで，泊りで家族旅行に行くときのみ，お休みをしていた．

〈日曜日の生活〉
・日曜日だけは，できるだけ実験生活を抑えて家族との時間を持つように心がけた（が，うまくはいかず，よく実験をするために大学へ行っていた）．

1) 住居：住居は留学生向けにミシガン大学が提供する Northwood というところを借りていた．3階建て（地下1階，地上2階），冷蔵庫，オーブン，空調（冷房なし暖房のみ），洗濯機，乾燥器は備え付けで，光熱費込みで家賃は日本円で約10万円であった．極めて安全な場所であり，子どもが生活するには最適の場所であったと思われる．また，家の目の前にバス停があったため，自分の通勤や子どもの通学にもとても利便性が高い場所であった．
2) 自動車：私が留学した Ann arbor では日常生活に自動車が必要不可欠であり（かなり田舎のため，交通網が発達していなかった），渡米して1週間ほどで自動車を購入した．自動車の購入時に注意したほうが良いことは，いわゆるアメ車は壊れやすいので，基本的には壊れにくい自動車を購入すべきである．それは日本車であることを意味するので，私も日本車を購入した（もちろん左ハンドル）．地域により強い／弱いメーカーがあるため（例えば私の留学した地域では，三菱自動車ではなく日産自動車の方がメインテナンスなどの点からおすすめである，とカナダに住んでいた自動車会社の社長に教えていただいた）．
3) お金：1年目は日本の勤務先の大学機関から（1年目は客員助教として留学していたので，日本の大学から給料の一部が支給されていた），また，日本の大学を辞職した2年目からは，ミシガン大学の職員（リサーチフェロー）として雇用されたため，PI から給与を得ていた．しかし，米国での生活費用は不足したことから，貯金を補填し

て2年間を過ごした．
4) 家族との時間：与えられたテーマが非常に多かったため，家族との時間が十分にとれたとは言い難いが，短い時間であっても，日本では味わうことのない家族の大切さを学ぶことができた．日曜日の午後はできるだけ家族との時間を持つようにし，長女と妻とともに動物園・水族館・博物館に行ったり，果物狩りをして過ごしていた．
5) 妻の妊娠と出産：留学して最大の出来事のひとつは，家族が増えたことであった．ミシガン大学在職時の保険でサポートしてもらい，妻はミシガン大学病院にて無事出産を行えた．米国での驚きはやはり入院期間で，出産後は即日もしくは翌日退院が基本となるため，妻も出産日翌日には退院し，家で過ごした．
6) 幼稚園・小学校：子どもは3歳半で渡米したため，まずは幼稚園に入る必要があったが，お金の問題があってフルタイムでは預けることができなかったため，1週間に2回程度時間を決めてミシガン大学が経営する幼稚園に入園させた．その後5歳から通常の教育システムに従い，Kindergarten（小学校0年生，無料）に通うことができた．

　既婚者もしくは子どもを連れて留学する場合，いわゆるライフワークバランスに対するパートナーの理解が必要不可欠である．私の場合，妻は留学目的を理解してくれていたので，もちろん不満はあったかもしれないが，家族と共に過ごす時間が少なくても一定の理解は示してくれた．

海外へ出るメリット・デメリット

　海外へ出るメリット：研究者としての視点から言えば，基礎研究がいかに重要かを知ることができる．いわゆる研究費獲得のための研究ではなく，真の研究を通して医学・歯科医学に貢献するための研究とはどのように展開すべきかを学ぶことができた．

　海外へ出るデメリット：なし

歯科医師／研究者として，海外留学とキャリアアップ・現在の仕事に反映している事柄

　「あなたは何をするためにここへ来たのか，よく考えなければならな

い」，とよくPrincipal Investigator（PI）に言われた．研究留学では，やる気になればどこまでも，いつでも研究可能だが，やる気にならなければどこまでも何もしなくても生活できる．私は2年間で12個のプロジェクトを与えられたが，土日を含めて休んだ記憶はあまりない．限られた期間の中で目的があるならば，周りを顧みず一心不乱に研究に邁進することも，研究留学にとっては重要な生き方のひとつかもしれない．その結果，「留学したら，1本論文を書いて帰って来たら御の字」という周りの意見と異なり，ミシガン大学の留学を通して現時点で研究成果は8本の論文にまとめられている．

　帰国後は留学前に所属していた北海道大学ではなく長崎大学への着任となったが，留学中に行っていた研究の一部継続を許可されたため，現在も，ミシガン大学時代からの研究テーマである顎骨壊死の基礎研究を継続し，これらは長崎大学病院にて臨床研究にも貢献できた．また，帰国後は新規研究領域も開拓し，歯科領域では全く新しい概念である骨質の基礎研究にも取り組んでいる．現在，留学先で学んだ知識，技術，根性をフルに活用して仕事に従事しており，長崎大学着任後に実験を開始後4年で得た研究成果は，論文13本にまとめられ，現在もさらなる研究領域の開拓を行っている．

　近年，留学＝「お金がない」から行かない，もしくは「お金を失う場」としてとらえ，留学せずに今の生活を維持するという安定を求める傾向が見て取れる．歯科であってもそれ以外の研究領域であっても基礎研究離れと成果至上主義が問題となっているが，しっかりとした基礎研究や臨床研究が行える能力を養っておかなければ，日本発の新規科学技術の開発や発見はなくなってしまう．私は臨床のための留学を経験していないので臨床に関する助言をすることは全くできないが，研究に関していえば，留学を通して熟慮，努力（根性），前進，継続がいかに重要かを学ぶことができると思う．研究留学の希望がある先生方はぜひとも留学をして，日本を支える研究者になっていただきたいと思う．そして人生を大きく変えてください．

　最後に，研究留学を受け入れて，最後は雇用までして下さった，ミシガン大学生体材料科学講座補綴学分野の山下潤朗先生（現　福岡歯科大学教授）に深く感謝します．

黒嶋　伸一郎（ミシガン大学）

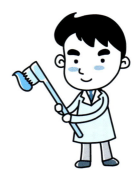

小宮山　藍
（東京都千代田区　ブローネマルク・オッセオインテグレイション・センター）

留学・研修先：スウェーデン　ストックホルム　カロリンスカ大学歯学部歯周病科大学院　インプラント療法におけるコンピューター・ガイディド・サージェリーの評価

留学・研修先期間：2005年4月～2010年6月まで（現地での大学院準備期間6カ月を含む）

留学までの準備状況：
1. 留学先の決定・先方への打診や手続き；大学6年生の進路決定時，父親の知人のスウェーデン人歯科医師よりカロリンスカ大学歯学部歯周病科で大学院生の募集があることを知り，直接教授にメールでコンタクトを取った．その後，返事をいただいてからすぐに面接および下見のために現地を訪れた．正式に受入許可が下りてからは，教授秘書を介して主にビザや住居に関して，メールで連絡を取り合った．
2. 語学の準備期間；英会話学校には高校生のころから通っており，高校卒業後，1年ほどカナダとアメリカに留学した経験がある．英検は準1級．留学時には TOEFL の点数等は要求されなかったが，研究計画を立てるうえで必要な英語でのコミュニケーション能力は必要とされた．大学院生としての研究が始まる前に研究計画について英語でプレゼンテーションを行うのだが，その際に大学院生活に必要な英語力があるかどうかの審査が行われた．スウェーデンでは公用語はスウェーデン語だが，英語がある程度できれば，日常生活にはほとんど支障はない．
　　ただし，現在は一定の英語力があることを何らかの試験で証明しなければいけないとのこと．詳細は下記 HP から見ることができる．
http://ki.se/sites/default/files/english_language_requirements_to_doctoral_education_2016.pdf
3. 必要書類；在学時の成績証明，歯科医師免許（どちらも英訳つき）

留学を志した動機・時期・期間：歯科医師である父の留学に伴い，幼少期に家族でスウェーデンで生活した経験があるため，小さいころからスウェーデンは非常に馴染みの深い国であった．帰国後も，夏休みなどに訪れることがあり，現代インプラントの生みの親である Brånemark 教授としばしば会う機会があった．いつかこのような場所で勉強する機会があればとの気持ちが心の片隅にあったような気がする．時期は歯学部6年生の進

路決定時.2005年当時は臨床研修医が必須ではなかった.期間は留学が決まるまで約3～4カ月,当時,日本の大学の大学院入試や研修医の試験を受けていた時期に,カロリンスカ大学大学院の話を耳にし,大学6年生の12月に先方の教授を訪れ,面談を行った.その後,教授より受け入れ許可の連絡がきたため,すぐにビザの手配をし,大学卒業後の4月下旬にスウェーデンに渡った.そこから研究計画を立てはじめ,正式に大学院生として登録されるまでに約半年を要した.

現地での基本的な生活:スウェーデンに1年以上滞在する場合は,現地に着いたら,まずはパーソナルナンバー(いわゆる日本のマイナンバー)の手続きをすることをおすすめする.パーソナルナンバーの申請は入国後1週間以内に税務署で行うこととされている.この番号は生年月日+4桁の数字からなり,行政機関や銀行などにおける各種申請の際や医療を受ける場合に必要となり,スウェーデンで長期生活する際には欠かせない番号となる.筆者の場合は,幼少期にスウェーデンで過ごしたことからすでに番号を持っており,留学時には同じ番号をアクティベートするだけの簡単な手続きであったが,初めて行かれる方は申請に必要な書類をあらかじめ確認するとよい.

また,パーソナルナンバー取得後は銀行や税務署でIDカード(もしくは免許証)を作製すると便利である.クレジットカードでの買い物やレストラン,アルコール類購入の際の年齢証明のためにIDの提示を求められるため,常にパスポートを持ち歩くよりも便利で安全である.ストックホルムでは公共交通機関が発達しているため,家族がいない場合は車がなくても不自由しない.ただし,日本の免許はスウェーデン入国後半年から1年までの間にスウェーデンの免許に書き換えが可能であるため,IDカードとしても利用できる現地の運転免許は取っておいて損はない.

日本と住宅事情が異なるスウェーデンでは,現地の人でさえ賃貸アパートを見つけるのが困難な状況にある.筆者の場合は,留学が決まった際には教授秘書に住居の手配をお願いし,大学に近接する学生アパートに1年程住んだ.しかし,そのアパートがわずか1年で改築のために住めなくなり,その後は現地の日本人研究者や同じ医局の友人を頼りに,3回ほどの引っ越しを余儀なくされた.筆者ではなく,スウェーデンでは多くの留学生がこのように住居探しには非常に苦労していた.また,普段の生活で使う日用雑貨はスウェーデン発の大型家具店IKEAに行けば,一通りのものが安く揃えられる.

食に関して言えば,筆者は小さい頃からスウェーデンの食事に馴染みがあったため,特に困ることはなかったが,初めて日本から行く人たちはレストランでの食事が非常に高いことに驚くかもしれない.そのようなことから,スウェーデンでは現地の学生も含め自炊していることが多い.最近は日本食もブームになっており,値段に見合った味ではないかもしれないが,ストックホルムには,寿司屋やラーメン屋,日本食材店もあり,たまに利用していた.

なお,スウェーデンでの基本的な生活に関する情報は以下のHPに詳しく書かれている.現地に住んでいる日本人が情報を交換しているサイトで役立つ情報が多い.
http://swedeninfo.blog59.fc2.com

個人の体験談や感想，海外留学生活の紹介

　留学が決まってからはビザ申請のための大学からの受入許可書の取得，および，住居に関するメールを教授秘書と交わした程度で，スウェーデンの大学院のシステムをよく理解してないままスウェーデンへと渡った．そのときから大学院生としての研究がすぐに始まるものだと思っていたのだが，実際にはそうはいかなかった．スウェーデンの大学院で博士号を取るには4つの論文を発表しなければならず，まず，大学院生として登録されるにはそれらの論文を書くための綿密な研究結果を立てて，学内の審議委員に提出しなければならない．したがって，提出された研究結果が受理された時点から大学院生としての研究が始まる．その後，他の教室の教授や大学院生に対する自己紹介と研究計画についての発表の場があり，そこで再度審査が行われる．長い夏休みを挟んだりした関係で，筆者はスウェーデンに渡ってから6カ月後の2005年10月から正式に研究を始めた．

　スウェーデンでの公用語はスウェーデン語であり，歯学部の学生教育はほとんどがスウェーデン語で行われるが，大学院の教育はほとんどが英語，もしくは英語とスウェーデン語が選択できるようなシステムになっている．博士号取得の条件として4編の論文を書くことに加え，様々なコースを一定の単位数受けなければならないのだが，そのコースのほとんどは英語でも受けられるようになっている．

　筆者の大学院の研究テーマは当時まだほとんど市場には出回っていなかったインプラントのコンピューター・ガイディド・サージェリーを評価することであった．最初に説明を受けたコンピューター画面を見ても，歯学部を卒業して間もないこともあり，まったく理解できず，これが自分の大学院の研究テーマとなることに大きな不安を抱いたことを思い出す．コンピューターを用いたインプラントの埋入計画の立案，および埋入時のサージカルガイドの使用は今でこそ開業医の間でも広く普及しているが，数年前まではそれに関するデータは非常に限られていた．そこで同教室では大学の倫理委員会と患者の承認のもとで，様々なデータを取り始めていた．症例数が増えるにつれ当時のシステムでは慣れている歯科医師が行っても起こりうる様々な問題点が浮き彫りになった．

小宮山　藍（カロリンスカ大学）

そのような問題点を分析し，早い段階で国際的な論文に発表することにより，システムの改善，そして歯科医師に対する注意喚起となるのではないかと考え，それらのデータを4編の論文にまとめ，2010年6月に無事に学位審査を迎えた．

　スウェーデンでは日本と異なり，この学位審査は人生における大イベントと評されている．まず大学院生がプレゼンテーションを行ったあと，国内外の大学から選ばれた主査と3人の副査との討論が3時間ほど続く．この学位審査はオープンで行われるため家族を含め，誰もが聴くことができる．この学位審査後は同僚や家族を呼んでパーティーが行われ，年に2回，その年に学位審査を無事終えた人たちがノーベル賞授賞式が行われる市庁舎に呼ばれ大々的に学位授与式が行われる．

　ここまで読むと朝から夜まで研究ばかりの日々を送っていたのだろうと思われるかもしれない．やはり，異国の地で母国語以外の言葉で研究を行うことは決して楽ではなかったが，スウェーデン人の国民性，そして慣習のおかげで今思い返してみると充実した楽しい日々が過ごせたような気がする．これはあくまでも主観であり，たまたま良い人々に巡り会えただけかもしれないが，指導医の先生をはじめ，大学のスタッフや大学院生からは本当に親切にしていただいた．さらに，スウェーデン人は対等な人間関係を好む国民なので，研究に関しての相談があるときは，いつでも教授室のドアをノックすれば嫌な顔一つせず相談にのってくださった．国によっては，自己主張が強くないと埋没してしまうとの話を耳にしたことがあるが，スウェーデン人は日本人と類似した点も多く，遠慮すべき場合にはそれを理解してくれる国民性を持っていると感

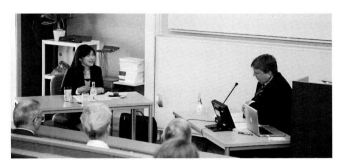

学位審査時，主査である Prof. Lars Sennerby との質疑応答

じている．

　また，仕事もプライベートも大切にするスウェーデン人は朝早くから仕事を始め，夕方5時頃になると早々と帰宅する．日本のように先輩が帰らないから何となく帰れないという雰囲気は一切ない．そして6月から7月にかけてはほとんどの人が1カ月ほどの夏季休暇を取るため，大学内は静まり返っており，人々は北欧の短い夏を満喫する．筆者もこの間は大学にいても研究が進まないため，毎年日本に帰国していた．日本に比べると圧倒的に就業時間は短いスウェーデンだが，その分仕事にメリハリがあり，研究者同士でも上下関係に関わらず仕事を分担するために効率よく研究が行われているように感じられた．そのような訳で，私も休みを利用して日本からは行きにくいようなヨーロッパの国を旅行したり，美しいスウェーデンの自然を楽しんだりと研究以外のことも楽しんだ．またスウェーデン語のクラスにも通い，少しずつ言葉がわかるようになると，スウェーデン人の友人も増え，標識や新聞，テレビなど理解できることもあり，生活に楽しみが増えた．

海外へ出るメリット・デメリット

　海外に出たメリットはいくつもあるが，新しい環境で何もわからないところからコツコツと勉強を始め論文審査を無事に終えた時の達成感は日本の大学院では味わえなかったと思う．また，カロリンスカ大学は留学生の数が非常に多く国際的だったため，多くの国々の人々と出会い，様々な文化を知ることができ視野が広がった．デメリットを挙げるとすれば，当時のわが国では臨床研修が必須ではなかったため，臨床の経験がないままスウェーデンに渡ってしまい，帰国後に臨床能力が弱い日々に苦闘しているということだろうか．

歯科医師／研究者として，海外留学とキャリアアップ・現在の仕事に反映している事柄

　国家試験の勉強に追われていた6年生の進路決定時，スウェーデン留学への憧れはあったものの，すぐに留学することはまったく考えておらず，日本の大学院に進学する予定であった．そんな中，突如耳にしたカロリンスカ大学での大学院生募集の話に心が揺れ動いた．しかし，国試も迫っており，心にも時間にもまったく余裕がない中で重大な選択をし

小宮山　藍（カロリンスカ大学）

なければならず，自分の人生で一番と言っていいほど悩んだのを覚えている．それでも情報が少ないために自分では答えが出ず，両親をはじめ大学の進路指導の先生に相談した．焦りまくる自分への周囲からのアドバイスは「いつか行きたいと思っていたのならこんなチャンスはこの先あるかわからないから，とりあえず行ってみればいい．これを逃すといつ留学できる機会があるかわからない．どうしても自分に合わなかったら帰ってきてまた違う進路に進めばいいのでは．」というものだった．この言葉により一気に背中を押された感じがしたが，何事においても準備をしないと気になる心配性の身としては結局スウェーデンに行ってみるまで何もかもが不安であった．ただ，今考えてみると自分の場合，その時のように時間的に余裕がなかったおかげで留学を決断できたのかもしれない．考える時間的猶予があったならばかえって慎重になりすぎ，もう少し待つことを選んでいたような気がする．このように留学を考えている先生方は，準備が万端でなくても，そしてなんとなく不安で自信がなくても，人生には好機があり，それを逃がさない勇気も必要かもしれない．もちろん準備をしっかりすることに越したことはないが，現地に着いてしまえば，大学のスタッフや現地の日本人の研究者のつながりを利用して意外とどうにかなるものである．こんな自分がスウェーデンでの大学院生活を乗り越えられたのは本当に多くの方々の支えによるものだとつくづく感じる．

　筆者は，日本の大学卒業後にどこの大学にも属しておらず，また，大学院では臨床データを分析する研究に関わっていたため，帰国後は大学で研究を続けているわけではなく父親の診療所に勤務している．先にも述べた通り，臨床のトレーニングを受けないまま日本を去り，帰国後は結婚，出産で休みを挟んでいるため，いまだに臨床の技術はなかなか向上しないのだが，大学院で学んだ物事の考え方，データの分析法，論文の読み方，書き方等は今でも役に立っている．また，帰国後もスウェーデンの歯科関係者との繋がりがあるため，この経験を活かし，日本とスウェーデンの歯科の連携に貢献できればと思う．自分は，まだまだこのようなことを言える立場ではないが，歯科学生および若い先生方には機会があればぜひ挑戦して自分の可能性，そして視野を広げていただきたいと思う．

佐藤　祥子
（埼玉県鴻巣市勤務／南カリフォルニア大学クリニカルアシスタントプロフェッサー）

留学・研修先：南カリフォルニア大学歯学部大学院　歯周病学大学院，南カリフォルニア大学　Craniofacial Biology 修士
　研究内容：複数歯に渡る歯肉退縮とそれに対する治療結果の比較

留学・研修先期間：2011年7月～2016年5月．大学院3年間の後　南カリフォルニア大学アシスタントプロフェッサーとなり歯学部生と歯科衛生士学科の学生の教育に携わった．

留学までの準備状況：
1. 歯周病学科の臨床件数，一学年の学生の人数，見学に行った時の雰囲気などで決めた．（大学院の大体のカリキュラムは統一されているが，それでも学校によって少し違いがある．）
2. TOEFL（日本で毎週一回診療終了後に米国人の先生に就いて TOEFL に特化した対策をした．）Kaplan の TOEFL 対策短期コースを夏休みに1週間程度受講
3. GRE（自習1ヵ月）
4. 成績証明証，卒業証明書，歯科医師免許の英訳，推薦状3通と学部長からの推薦状1通，エッセイ，履歴書　すべて英訳
5. 日本から健康診断表を提出するときに，BCG 摂取してある関係で，ツベルクリン反応が陽性になる．そのため胸部レントゲン写真を添える必要があった．
6. 出願などの詳細も含め，すべて自分で調べた．留学直前には，米国歯周病専門医で，日本でご活躍されている清水宏康先生から，米国留学についてお話を伺うことができてとても有難かった．

留学を志した動機・時期・期間：影響を受けた人：米国腫瘍内科専門医で米国血液科専門医でもある大山優先生．治療方針や患者さんへの接し方，他科の医師との連携の仕方，専門医としての高度な知識をもってご活躍する姿に影響を受けた．また，歯科医師として忙しく働く毎日の中で"まだ何かあるはず"と思うようになり，専門分野の知識を持ちたいと考えるようになった．時期は卒業後1～2年目頃．期間は約1年間の準備期間を

要した．米国の大学院出願の期間が日本の受験の要領とは異なり書類を英語で揃えることや，推薦状をいただくなどすべてに時間がかかった．

USC に出願するために必要だった TOEFL（iBT）100 点を超えるまで 6 カ月ほどかかった．

現地での基本的な生活：留学した年は，東北地方太平洋沖地震があり，日本出国のめどが立ちにくかったため，住居の手配は，インターネットで大体探したあと，プログラム開始 2 週間前に渡米しアパート契約した．現地にいる米国人の先生にどの辺に住んだら良いかを聞いてエリアを絞って探した（かなり慌ただしかったので，準備のために 1 カ月前には渡米した方いいと思う）．

安全を第一に考え，セキュリティの高いアパートにした．ちなみに米国では，賃貸の事を apartment 分譲の物件のことを condo と言って区別していた．マンションと言っても通じないので，注意．米国では，冷蔵庫や洗濯機などは，アパートに備え付けが多いらしく，私の借りたアパートもそれらのものはあったので買う必要はなかった．

電気，水道は，市役所に行って手続きし，一日で終わった（オール電化だったので，ガスはなし）．

車：米国では，毎日高速道路を運転すること，日本車の中古車は高く売れること，留学を終えたらその車を売ることを考え新車を購入した（5 年終えて，購入時の半額以上の値段で売れた）．

食事：健康のため自炊を心がけたが，友達と外食する事も多かった．

運転免許：簡単な学科試験を受け，後日行われた路上試験を受け，合格した日から運転した．"マイル"表記なので，その感覚に慣れるのに少し時間がかかった．DMV（免許センターのような場所）の予約は，オンラインでできるが，かなり先まで埋まっていることもある．パスポートの他に，有効な I-20（学校からもらう書類）を持っていく必要がある．DMV のホームページに詳細が書いてあるので必要書類の確認をすると良い．

自動車保険：自動車安全運転センター発行の英語で書かれた無事故実績証明があると，保険料が優遇される．私は，State farm という保険会社で，対人対物無制限の保険に入っていた．

個人の体験談や感想，海外留学生活の紹介

　私は，Homa Zadeh 先生の御指導の下，USC 南カリフォルニア大学歯学部の歯周病科大学院に3年間留学しました．卒業後は，アシスタントプロフェッサーとして，歯学部生と歯科衛生士学科の学生を教える立場になり，合計約5年間米国で過ごしました．

　在学期間中は，この専門医になるための3年間のプログラムと併行させて Craniofacial Biology の修士課程に入りました．歯周病学科には，米国国内は元より，様々な国から集まった各学年4人，合計12人の研修医が在籍し，互いの文化の違いに驚きながらも笑いあり涙ありの，研修医生活を送りました．

　米国の歯学部の始業は早く，午前7：30から授業が始まる事もありました．歯周病科では，お昼休みもセミナーなどの予定が組まれており，毎日があっという間に過ぎて行きました．

　研修医一年目は講義が主で，内容は，歯周病に関する講義をはじめとして，歯周病に関係があるコラーゲンの代謝や骨に限定した授業もあります．課題として出される膨大な量の論文を読んで基礎作りをしました．日本にいた時は，こんなに深く勉強したかな？と思うような内容を英語で習うので，難しく感じるのは英語の問題なのか，内容の問題なのか，両方の問題なのか分からないまま，一年目は必死でした．

　研修医二年目以降は講義が減り，毎日多くの時間を患者さんとともに過ごすようになりました．日本にいた頃は，英語での診療経験がなかったため，いよいよ患者さんを診ることになったときは，どうなる事かと思いましたが，患者さんの中には，スペイン語しか通じない方も大勢いて，そんな患者さんと英語が第二外国語の私で，ニッコリと微笑みあってしまうこともありました．

　私たち研修医は，歯学部学生や学校外の歯科医師からの紹介状を持った患者さんの歯周外科をはじめ，インプラントにまつわるすべての外科処置を行います．また，補綴科，歯内療法科や矯正科などと連携する事も多く，それらの科の研修医と治療計画を立てたりもしました．数日に一度回ってくる症例検討会のプレゼンテーションの準備や試験対策で睡眠を削る日も珍しくありませんでした．すべての処置に論文の裏付けが

佐藤　祥子（南カリフォルニア大学）

あることが求められるため，今まで当たり前のこととしてやっていて，疑問にも思わなかったような事も細部に至るまで論文を探しました．日本語でも論文を読む習慣がなかった私が，突然英語で膨大な量の論文を読むことになった訳なので，覚悟はしていたものの，慣れるまでは大変でした．症例検討会のプレゼンテーションでは，最善と思われる処置の選択や予後について討論のようになることもあり，母国語では体験しなかった悔しい思いをすることも時にありました．

　研修医三年目には，学業もその他の日常生活に余裕もでき，週末朝5時に起きて友達とハイキングに出かけたり，スポーツイベントに参加するなどして学校以外の時間も大いに楽しみました．卒業に向けて，学位論文をまとめたりするのに多くの時間を割いた事を覚えています．

　留学期間中両親とは，iPhoneやパソコンを駆使して連絡を取り合っていたため，遠く離れている気がしないことがほとんどでした．楽しいことがあったときはもちろんですが，遊んでばかりいると思われないように，学校での様子なども報告するようにしていました．私の留学を支えてくれていた両親にとても感謝しています．日本にいた頃も両親の存在をありがたいと思っていましたが，渡米して以降さらにその思いが深くなったように思います．

　専門医過程を卒業した後は，認定医試験を受けました．卒業するとすぐに筆記試験を受け，これに合格するとその翌年以降に年一度行われる口頭試問を受ける資格が与えられます．私は，この試験に合格し米国歯周病学会認定医となりました．大変でしたが，やってよかったと思います．

　卒業後の進路ですが，私は大学に残りアシスタントプロフェッサーとして学生教育にたずさわりました．米国では，特殊な例外を除き，カレッジと言われる4年制の大学を卒業した人が歯学部を受験します．米国の歯学部は，通常4年制で，3年生になると患者さんが配当されます．治療を始める前に必ず修復，補綴，歯周病，歯内療法，予防計画，定期検診に至るまでの緻密な治療計画を立てます．私は，歯周病学分野の治療計画作成の指導と，学生が患者さんを治療するクリニックで，治療の監督指導をしていました．歯学部生が受ける実地試験では，かなり厳しい基準で生徒の技術判定をします．ほぼすべての生徒が拡大鏡を使って

いて，私たち講師陣も必ず使っていました．意欲的な学生がほとんどで，高度な質問をされる事もしばしばあり，私自身も教えることで知識が整理されたように思います．

歯科医師免許取得は，当初の計画にはありませんでしたが，研修医を終える頃に，せっかくだから免許を取ろうと思うようになりました．日本の国家試験で基礎科目に相当するのがNBDE I，臨床問題に相当するのがNBDE IIです．患者さんを実際に治療する実技試験もあります．私は主に西海岸の州の免許を申請できるWREBを受験しました．半年でこれらすべてに合格しましたが，どのくらい大変か始める前から知っていたらとてもできなかったと思うくらい大変でした．

海外へ出るメリット・デメリット

メリット：日本を出なければ知ることがなかった数多くの日本の素晴らしさに気づけることは，長期留学の良い点ではないでしょうか．日本の人口の約98％が日本人という環境の日本を"外からみる"ことができるようになり，世界各国からの人と交流するうちに国際人とは，自国の歴史や文化を深く理解して初めてなれるものだと思うようになりました．日本の常識があまり通用しない環境に身を置くと，相手に自分の思いや考えを伝える積極的な姿勢が身につくようになると思います．異文化の差を良い悪いと判断するのではなく，興味や理解を示し，柔軟に対応できるようになることも良い点だと思います．

デメリット：
1. 留学費用がかかる．
2. 日本と米国では，歯科医療システムが違い，患者さんの意識や社会全体の歯科への関心度も違います．日本に帰国してそのギャップにとても戸惑いました．

歯科医師／研究者として，海外留学とキャリアアップ・現在の仕事に反映している事柄

米国は移民の国というように，宗教や価値観の違う人たちが，お互いを尊重しあうことで社会が成り立っています．不安定な情勢の母国を離れて米国で学んでいる人たちもいます．世界中から集まる留学生や米国人の生徒と共に学び，日本では報道されない国際情勢などを考えさせら

佐藤　祥子（南カリフォルニア大学）

れることもありました．このような出来事は，留学して単に歯学をより深く学ぶこと以外にも人生の土台の一部を担う，かけがえのない経験となることと思います．また，世界各国からの留学生の多さに驚きました．その反面，日本からの留学生が少ないことにも驚かされました．米国で留学生というと，英語を学びに米国に来る語学留学ではなく，英語を使って最新の知識や技術を得るために留学している人を指します．また，3カ国語以上を自在に使える人も多く，私ももう1カ国語学びたいと思うほどです．語学を学ぶ事は，その背景にある歴史や文化を学ぶ事にもつながり，とてもわくわくします．日本は経済大国で，アジアで一番などと言われますが，そのアジアの中で圧倒的に英語力がないのは，日本であるといわれています．米国留学を終えた直後，台湾へ講演をしに行った時のことですが，ほとんどの台湾人歯科医師が通訳を必要とせず英語の講演を理解していました．米国をはじめとした英語圏の医療が最も進んでいるとは必ずしも言えないかもしれませんが，新しい材料や治療方法など欧米で研究されたものを日本が取り入れているということもあります．先日，米国の著名な先生が，日本にも素晴らしい先生方がいて世界に誇る技術があるが，英語が話せないために，日本以外では全くと言っていいほど知られていないので残念だ．と言われたことをとても，もどかしい思いで聞いたことを思い出しました．

　留学をするには，留学の目的を明確にする事が大切です．そして，自分に付加価値をつけるような留学，例えば専門医の取得を目指すなど目標を高く持って臨んでほしいと思います．専門医とは，患者さんが最後に頼る拠り所となるため，徹底的に教育されます．厳しいですが，症例を見る目がこれまでと大きく変わり，治療に関わる膨大な情報が整理しやすくなりました．これらのことは，治療をするうえで重要な診断能力，最善と思われる治療法の選択や予後を予想する力に関係し，より良い医療を提供できることにつながると思います．

　いざ留学となると，小さな事も不安に思うものです．私も当時を振り返ると，悩んだ日々や不安だったことを思い出します．しかし，実際は「行けばなんとかなる」のひとことに尽きます．ですから，合格通知を受け取った後は，大勢の人の助けと支えを自分の力にして，素晴らしい世界に踏み出してください．

神保　良
（マルメ大学歯学部歯科口腔外科准教授）

留学・研修先： イエテボリ大学，マルメ大学歯学部（インプラントに関する基礎，臨床研究，臨床　歯科補綴，歯科口腔外科）

留学・研修先期間：
2009年4月～2017年3月
ポスドク3年間，准教授採用5年間，Tomas Albrektsson，Ann Wennerberg研究室に7年在籍

留学までの準備状況：
1. 留学先の決定，先方への打診や手続き等
2. 語学（特になし，現地で歯科医師免許取得に必要なためスウェーデン語習得1年半）
3. 必用な書類など（特になし）

留学を志した動機・時期・期間： インプラント発祥の地スウェーデンで研究留学をするのが夢でした．また師匠である澤瀬教授が留学されていたこともあり大いに影響を受けました．インプラントの研究で留学をするのであればBrånemarkの右腕であったTomas Albrektssonに師事したいと思い，約5年計画で留学を実現させました．時期は23歳（大学4年）．期間は実現まで5年を有しました．大学院を卒業してからという当初からの計画，受け入れ先の状況，グラント獲得まで時間がかかったこともありました．とにかくそれまでの間に少しでも多く論文を書くことを心がけました．

現地での基本的な生活： まずは大学側が斡旋してくれたマンションで生活をしました．ただし，家賃が高いので生活に慣れてきたら自分で自分に適したマンションを賃貸しました．基本的にスウェーデンであれば生活に必要なものはすべて揃うので，日本からあまり多くのものを持ってくる必要はないと思います．アジア食材店もありますし，炊飯器等電化製品もこちらで手に入ります．また日本人コミュニティーが少なくとも大都市にはありますので，そこから情報収集することも可能です．一番苦労するのが銀行口座開設です．

スウェーデンは留学というステータスだけでは口座開設をするのに苦労するかと思います．その点は事前に受け入れ先としっかり話し合いをしておいたほうがいいと思います．
　生活に必要な言語は英語ですので，基本的には英語を勉強することをお勧めしますが，現地の人間に受け入れてもらうことを考えると，スウェーデン語を勉強する方がいいと思います．恥ずかしがり屋な性格が一般的であるスウェーデン人も，スウェーデン語で話してくれることをよく思うようで，英語だけでコミュニケーションを取っていた時よりも可能性が広がった気がします．
　また仕事だけではつまらないので，旅行などに出かけるために車を購入することをお勧めします．スウェーデンは日本と運転免許に関する相互認証制度がありますので，入国から1年以内であれば取得可能です．

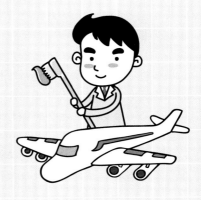

個人の体験談や感想，海外留学生活の紹介

　インプラント発祥の地であるイエテボリで過ごした1年間は，とにかく論文を週7日朝から晩まで読み漁りました．この1年間のおかげで今の私があると思っています．なぜ最初の1年目で研究があまりできなかったというと，自分には研究費がなかったからです．私が所属していた研究室は，とにかく研究費に関してストイックで，研究費がない人間は基本的には研究することはできない，というスタンスでした．今となってみれば当たり前のことではあるのですが，研究費獲得をしていかなければ大学で研究活動を継続することはできない，という当然のことを身をもって実感することができました．その経験から研究費を獲得すること，あるいは企業からの研究費を獲得することの大切さ，大変さを学びました．

　最初の1，2年は可能な限り他の研究者の研究の手伝いをしました．まずは周囲の信頼を勝ち取っていくことが大切だと感じたからです．留学して学んだことはコラボレーションすることです．1人の研究者，1つの研究グループができることは限られています．論文発表に至るまでの研究すべてを完璧に行うことは簡単なことではありません．そこで各分野のスペシャリストとコラボレーションをしていくことで，論文の価値を高めていくことが可能になります．またその中で行われる様々なディスカッションは非常に貴重なもので，自分1人ではとても思いつくことができないアイディアが生まれてくることもあります．

　一番大切なことは自分の存在価値を高めることです．研究室のメンバーにとって必要不可欠な存在になることで様々な道が増えてくると思います．どのようにすればそうなれるのかはケースバイケースでありますが，私の場合に限って言えば，日本人特有の勤勉さを前面に押し出しつつ，自分を積極的にアピールすることで道が拓けた気がします．ただし積極性という言葉を間違って捉えると，海外であっても必ずしも好意的に捉えられるとは限りません．やはり空気を読む力が必要ですので，日頃からそういうことを意識して留学に向けて準備されるのもいい結果に結びつくと思います．とにかく留学に際し最も大切なのは言語だと思います．本人は英語ができないから，といった発言をよく耳にします．少なくとも英語ができなければ得られるかもしれないチャンスも巡って

くることはありません．留学準備の中で英語力を磨くことも忘れずに準備を進めていただければと思います．

海外へ出るメリット・デメリット

メリット：1）世界を知ることができる
　　　　　2）海外とのコラボレーションがしやすくなる
　　　　　3）論理的思考が身につく
デメリット：特になし

歯科医師／研究者として，海外留学とキャリアアップ・現在の仕事に反映している事柄

　私の場合，海外留学のつもりがそのままポスドクのポジションをオファーされ，さらに大学でテニュアまで取得することができました．2013年にはスウェーデン歯科医師免許も取得することができ，開業，大学病院を通してスウェーデンの臨床も経験してきました．

　留学中に新たなライバルを見つけてその人物を目標とする，さらにはそこでコラボレーションをしていくのもいいと思います．私にとってそのような存在はニューヨーク大学のPaulo G Coelho准教授でした．彼と初めてあって7年経ちますが，いつもそのスケール感に圧倒されます．今の自分ではとても追いつくことができないと痛感しましたが，少しでも彼に近づけるように頑張ろうととにかくがむしゃらに研究活動に没頭しました．今でも彼と私には大きな実力差がありますが，彼とコラボレーションを継続できていることは私にとって財産となっています．

　海外留学をキャリアアップ（箔づけ）のために行うこともちろんいいのかもしれません．しかし実際のところ海外留学で得られるものはそれ以上のものであると考えます．最近気になっているのは海外留学さえすれば有名になれる，あるいは講演でスピーカーになれるというような非常に安易な考えを実際に留学された方から耳にすることです．海外に留学したから，あるいは海外の教授と知り合いであるから自分の立場が日本で優位になることは決してありませんし，そのような振る舞いはしてはいけないと考えます．海外に行くだけで有名になれるのであればそんなに簡単なことはありません．留学をお考えの皆さんには，純粋に学びにいくという姿勢を貫いていただければと願っています．

瀧本　晃陽
（テキサス大学ヘルスサイエンスセンターサンアントニオ）

留学・研修先：テキサス大学ヘルスサイエンスセンターサンアントニオ歯学部（歯内療法学専攻，歯髄再生療法に関する研究）．

留学・研修先期間：2014年7月～2017年10月（現在）．博士研究員2年間＋レジデント（2年次）在学中

留学までの準備状況：
1. 留学先の決定，先方への打診や手続き等
　　日本での出身教室の尊敬する先輩ドクターの留学先であったことから留学先を知る．また，研究内容も日本での研究内容と関連があり興味を持つ．国際学会へ参加した際に主任教授に直接打診を行った．留学決定後，下見と挨拶のため一度渡米．
2. 語学（TOEFL，TOEIC，英会話スクール等）の準備期間や目安
　　日本での準備期間：約1年，TOEFL対策講座に通学，渡米後は現地語学学校にも通学した．
3. 必要な書類など（在学時の成績証明，大学や指導歯科医からの推薦状等）
　　研究留学であれば，先方からの受入証明書があれば留学可能．留学費用の拠出元の証明もビザ発給のために必要であった．
　　臨床留学でプログラムに入学する場合は，成績証明書（英文翻訳サービス利用〔ECE〕），英文推薦状（3通），志望動機（エッセイ），NBDE Part1合格，TOEFL，GREスコアの提出が必要であった．

留学を志した動機・時期・期間：学部生，大学院生時代を通じて身近に接した先生，お世話になった先生方のほとんどが海外留学をされており，それらの先生との交流の中で自然と留学を志すようになる．時期は学部生時代より漠然と留学に興味はあったが具体的な行動は特に取らなかった．大学院入学後，海外学会に参加するなどしてから具体的に考えるようになった．期間は約1年間の準備期間を要した．先方への打診から返事をもらうのに半年を要し，その後ビザの取得などの準備に半年を要した．

現地での基本的な生活：住居情報については留学先より大学近辺の物件をいくつか情報提供してもらい，渡米前よりウェブサイトを通じて問い合わせを行った．メールにて入居時期や契約について打ち合わせを行い，渡米後間もなく入居することができた．

電気・水道・インターネット接続などは，オンラインを通じて申し込みや支払いが可能．

銀行口座の設置とデビットカードの作成は早めに行っておくと，その後のセットアップやオンラインでの支払い，小切手の利用などの際に非常に便利．

生活必需品は，食料品含めホームセンター，ドラッグストア，スーパーマーケット，あとは Amazon.com を利用すれば最低限困ることはない．食事は，レトルトなどの日本食材もネットを通じて購入できるので利用することもある．日本人の多い地域であれば現地の日本食材店などもあるため，利用できる．

車は，現地正規ディーラーにて購入．支払いは銀行口座開設後，小切手にて決済を行った．保険は日本の海外旅行保険代理店を通じて手配した．運転免許は当初は国際運転免許で運転できるので問題ないが，公的な身分証明書替わりにもなる現地の運転免許の取得が勧められる．手続きは日本と比較し簡便かつ安価で，簡単なオンライン講習と運転実技試験のみで取得可能であった．

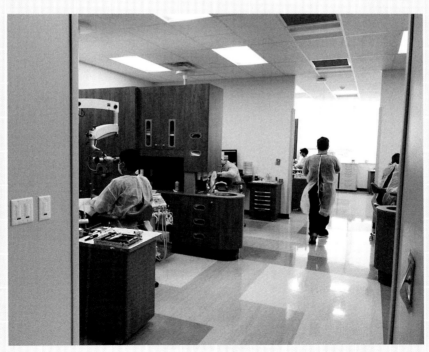

外来風景，写真左が筆者（木ノ本喜史先生よりご提供）

個人の体験談や感想，海外留学生活の紹介

1. はじめに

日本の歯学部（広島大学歯学部）を卒業後，臨床系大学院（東京医科歯科大学大学院・歯髄生物学分野）を経て，ポスドクとしての研究留学と専門医課程での臨床留学の両方を米国で現在も行っている立場から，これまでの筆者の経験に基づいて，歯学部生・若手歯科医師に役に立つと思われる情報をご紹介したいと思う．あくまで一個人の経験に基づくため，すべての留学予定者にそのまま当てはまることはもちろんありえないが，できる限り一般化してより多くの読者の参考となることを願っている．「海外留学」と一口に言っても，その時期，期間，内容，費用面などにより，実際には千差万別である．日本人歯科医師の海外留学には，大きく分けて「研究留学」と「臨床留学」が存在すると思われる．ここでは両者の比較を通して，筆者がこれまで見聞した米国における歯科留学について考察したいと思う．また，本稿では読者を日本の歯学部卒業者と想定して記述する．

2. 研究留学

研究留学における一般的なキャリアとしては，日本の歯科大学を卒業し，大学院で博士号を取得後，ポスドク，客員研究員などの立場で留学するケースであろう．この場合，臨床研修・博士課程・大学教員などを経た後に留学することになるため，卒後早くて6年目以降，年齢的には30代から40代前半にかけて留学することになろう．期間も大学からの派遣であれば月単位の短期留学から平均1〜2年程度の留学となり，留学終了後は，多くの場合そのまま教員として日本の大学に戻ることが半ば義務付けられていることが多いようである．

研究留学においては，一般的に受入先研究室に経済的・物理的キャパシティがあれば研究を実行できる人材は基本的には歓迎されるため，受け入れられる可能性は比較的高いものと思われる．日本での十分な研究業績あるいは研究室間の交流，日本側からの経済的サポートなどがあればさらに実現の可能性は高くなるだろう．

研究留学の特徴の一つは，臨床留学と比較して自己費用負担が少ない

ことである．基本的にはアカデミックバックグラウンドを持ったある程度の専門性を持った人間として扱われるため，費用負担がどこになるかという問題ははあるにせよ有給のポジションであり，もちろん学費の支払いの必要はない．大学病院での臨床教育や実際の診療に興味があれば，許可を得れば外来の見学や講義に参加できる可能性もある．当然だが，患者に直接触れるような診療行為は行えない．

3．臨床留学

　臨床留学の場合は，歯学部卒業後，日本の開業医・大学病院などでの一定の臨床経験を積んだ後，留学するケースが一般的であろう．米国の歯学部への入学についてはここでは論じないが，日本の歯学部卒業後できるだけ早期に留学するならば卒後1～2年目より留学が可能であり，より若い年齢から留学できるというメリットもある．ただし，専門医課程進学に関しては入学前の一定のキャリアも選考に際して考慮されるため，何らかの臨床経験は必要となってくる可能性は高い．

　一般的な臨床留学の流れにおいては，より多くの日本人卒業生のいる大学・プログラムについての情報が必然的に入手しやすいこと，これまでの日本人の受け入れ実績およびその卒業者による紹介の可能性があることなどから，留学先選択の際に特定のプログラムへの出願の可能性が高くなる傾向にあると言えよう．一般に，学費が比較的安い傾向にある州立系大学のプログラムは米国の歯学部生の間でも人気が高いようである．私立系歯科大学のプログラムは学費も州立系と比較すると高額である傾向が強いが，海外の歯学部卒業者に広く門戸が開かれていることも多い．

　また，海外の歯学部卒業者向けに正規の専門医課程に入学する前にインターンシップ，プリセプターシップと呼ばれる1年程度の研修プログラムの受講を推奨あるいは義務化しているプログラムもある．このプログラムは正式な専門医課程としては認められないが，正規のプログラムに入学する準備段階と考えられており，学費と時間は余計にかかるものの慣れない海外での臨床に慣れる意味においてもその後の正式な専門医課程の選考に際しても，受講するといろいろと有益な側面がある．

　海外臨床留学で問題となるのは，出願過程が複雑かつ高倍率の選考を

表1 研究留学と臨床留学の比較

	研究留学	臨床留学
目的	研究能力の向上，研究業績の獲得	臨床技能の習得，専門医取得
主体	歯科大学・研究室・講座単位	個人・開業医・スタディグループ
期間	平均1－2年	短期から数年に及ぶものも（プログラムによる）
年齢	比較的高め（30代以上）	若手のうちから可能（20代からも）
費用	大学・研究機関からのサポート，有給	基本的に自費留学，学費の支払も必要，無給
選考	基本的に受け入れ研究者の承諾のみで可	競争倍率高い，様々な試験，面接
留学後	日本の歯科大に勤務 現地にて研究活動の継続	現地にて勤務，開業，日本へ帰国
要求される語学力	アカデミックベース，生活最低限度は必要	講義・試験・患者対応などあるため各方面の要求度は高い

通過する必要があること，高額な学費を支払う必要があることなどがあげられる．留学中は当然のことながら日本のようにアルバイトをすることもできないため，経済的な問題が常に問題となる．

　研究留学と臨床留学の一般的な性格の比較を表1にまとめた．今後は，若手歯科医師がその希望するキャリアに応じて，「研究」と「臨床」の垣根を超えた総合的な海外留学のバックアップ体制の構築が強く望まれる．

海外へ出るメリット・デメリット

　海外留学のメリットは，世界から集まった優れたメンバーと共に自分の興味のある研究・臨床トレーニングを，より高いレベルの環境下にて行えることにあるだろう．自分のモチベーションや熱意をより理解してくれる優れた指導者が，日本ではなく海外にいるという可能性も十分に

瀧本　晃陽（テキサス大学）

ある．

　デメリットは，時間，費用，労力のすべてが，留学しない場合よりもはるかにコストがかかることである．海外留学に向けて準備するにあたり，あらゆる面で自己負担が求められると言っても過言ではない．したがって，海外留学は費用対効果が低いと考える人がいることもまた事実である．

歯科医師／研究者として，海外留学とキャリアアップ・現在の仕事に反映している事柄

1．日本で大学院に行くことの留学に対する意義

　ここでは，歯学部生・歯科臨床研修医の大きな進路の選択の一つである「大学に残るかどうか」ということについて，大学院進学の留学に対する意義という観点から考察したいと思う．

　大学院在籍中は研究活動への従事，海外学会参加，論文執筆など，海外でも評価されるキャリア構築の機会に非常に恵まれていると言える．また，臨床系の大学院であれば臨床経験も外来で積むことができるため，それも臨床のキャリアとして評価される．また，大学間・研究室間の国際交流制度などを利用すれば留学先の選定や関係の構築も容易になることもあることから，主に研究留学の準備段階におけるメリットは非常に大きい．ただし，大学の教室によってはバックアップしてくれる可能性もある一方，教授の意向や人事が関与して自分の望むタイミングで留学できない可能性や，帰国後のポジションが約束されないなどの可能性も一方であるかもしれない．

　あまり日本では強調されることは少ないが，大学院在学中に身につけた実験技術，研究手法なども立派な自分のセールスポイントとして通用する．また，米国では主に臨床に従事する学生たちも研究を行っていることが多く，また学術論文を読む機会も多いため，アカデミックなバックグラウンドは臨床留学をする場合でも十分評価される．

2．学部生の時期から準備できること
1）英語でのコミュニケーション力

　英語でのコミュニケーション経験，海外渡航経験が豊富であることは，当然留学においても役に立つ．

2) 研究活動，学会への参加

　Curriculum vitae（アカデミックフォーマットの英文履歴書），Recommendation letter（推薦状）に書けること（受賞・表彰歴，研究歴，論文の共著者など）を意識的に蓄積する．学部在学中より研究室へ出入りし，研究・実験への参加，学会発表などを経験しておくことは海外留学の際にも非常に役に立つ．米国の学会に参加してみると学部生の参加も多く，発表なども積極的に行っている．将来，専門医課程への進学を検討している米国の学生は，学会参加を通して情報収集や関係の構築を行っているようである．

3) 学部学業成績

　学部での学業成績，GPAスコア，優等表彰などの学業成績が，特に臨床留学における選考の際に重要なファクターであるということは，学生・教員双方の間でもっと強く認識されてよい．学生はよりよい成績を得るために学業に真剣に取り組む必要がある一方で，特に大学教員の側は学生の成績評価が将来の海外留学の成否にも影響を与える可能性があることを十分認識したうえで，成績評価試験の適正さを従来以上に慎重に検討するなど，単なる単位取得のみならず学生の将来のキャリアに対してもその責任を負うことを自覚する必要がある．

4) 各種試験対策

　TOEFL，GREの対策を学部生のうちから準備していくことはもちろん有益である．アメリカの国家試験に相当するNBDEと呼ばれるCBT形式の試験についても（詳細についてはP.179を参照），対策を行っておくことは十分に意味がある．ほとんどの海外からの留学希望者はこの試験に受かってから各臨床プログラムに応募することが一般的である．

3．おわりに

　海外留学を志すにあたって最も重要なのは，勉強したい内容とそれを学べる自分に合った留学先を見つけることに尽きると言っても過言ではない．逆にその目標が見つからないうちは具体的な準備に入ることも難しいだろう．いつか行けたらいい，そのうち行ってみたいという漠然とした希望も留学を意識するきっかけとしては十分だが，留学を実現させる際には，より具体的なスケジュールを立てて行動する必要があるだろ

う．また，留学には準備とタイミングが大きく関係してくるので，家族の了承などのプライベート面や経済的な余裕，年齢，キャリアにおけるタイミングなども十分考慮・調整したうえで，留学に際しての問題を一つずつクリアする必要があるだろう．

4．謝辞

　筆者自身の歯学部生，大学院生時代を通じてお世話になった恩師の先生方のほとんどが海外留学を経験されており，そういった身近な先生方との交流の中で自然と自分も留学を志すようになったという経緯がある．中でも，東京医科歯科大学の小林千尋先生，小林賢一先生，新田浩先生，山本寛先生，和達礼子先生には具体的なアドバイスや叱咤激励を賜るなど公私ともにお世話になり，現在も大きな影響を受けている．また，現在ご指導いただいているテキサス大学ヘルスサイエンスセンターサンアントニオのKenneth Hargreaves教授，研究と臨床の両方のメンターであるAnibal Diogenes先生には心からの感謝の意を表したい．また末筆ながら，このような執筆の機会を与えてくださった編集主幹の北川・萩原両先生に心より御礼申し上げたい．

5．参考文献，おすすめ図書

・藤原正彦：若き数学者のアメリカ，新潮社，1977．
・立花　隆：青春漂流，講談社，1988．
・岩瀬大輔：金融資本主義を超えて　僕のハーバードMBA留学記，文藝春秋，2009．
・瀧本哲史：僕は君たちに武器を配りたい，講談社，2011．
・黒田博樹：決めて断つ，KKベストセラーズ，2015．
・島岡　要：優雅な留学が最高の復讐である，医歯薬出版，2015．

竹内　沙和子
（ロチェスター大学，ストロング病院にて 2017 年 7 月よりレジデント）

留学・研修先： ボストン大学補綴科研究室（高齢者歯科学教育に関するグローバルな調査），ロチェスター大学（一般歯科専攻）

留学・研修先期間：
2013 年 7 月～2015 年 5 月　研究員 1 年 11 カ月，ボストン大学補綴科
2015 年 6 月～2017 年 6 月　2 年間の AEGD プログラム専攻，ロチェスター大学
2017 年 7 月～2018 年 6 月　1 年間の GPR プログラム専攻，ロチェスター大学

留学までの準備状況：

　ボストン大学には，留学が始まる半年ほど前に一度訪問し，帰国後ボストン大学の教授秘書と連絡を取り合い，翌年 2013 年 7 月からの VISA（J-1）を取得，6 月半ばより出発しました．

　ロチェスター大学には，ボストンに移動後，夏休みを利用してニューヨーク州ロチェスターにいる親戚を訪ねたことが，現在受講中のプログラムを知るきっかけとなりました．その際に，ロチェスター大学にある AEGD プログラムを受講している友達を紹介してくださったのが縁でした．

　受験までの 1 年間はボストンにて研究と並行して語学力の向上を図り，ボストンでの 2 年目の秋に受験をしました．手続きに関しては，通常，ほとんどのプログラムは Commission on Dental Accreditation（CODA）：http://www.ada.org/en/education-careers/dental-schools-and-programs に属しているため，まずは ADA（American Dental Association）：http://www.ada.org/en/education-careers/dental-schools-and-programs のウェブサイトを確認して，希望するプログラムを探してください．その後，PASS に登録して，マッチングシステムにてプログラムが決定します．ただし，プログラムによっては，PASS を通さずに直接プログラムを申し込む施設があります．私が受講しているプログラムは，その一つです．https://www.urmc.rochester.edu/dentistry/education.aspx

　直接大学と連絡を取り合い，申請手続きを進めていく形です．私の経験や他の受かった方々からの状況から，一度は自分で出向き研究施設や病院を訪ねることをお勧めします．特に長期滞在希望の方は，状況や環境を目で確かめることは大切なことだと思います．そこから，また新たな情報を得られることも多いからです．

　ボストン大学に留学する際は，推薦状等をいただくことなく，当時所属していた昭和大学へ海外留学願を提出，そして先方へ CV を提出してから招待状が届いて VISA 等の手続

きが始まりました．
　ロチェスター大学においては，下記の書類を用意しました．
・在学時の成績証明書（英語）を成績証明書互換サービス（ECE, https://www.ece.org/，もしくは，WES, http://www.wes.org/）を通じて成績証明書を互換する手続きが必要（別途費用必要），推薦状（3通：卒業大学の歯学部長，その他二人），履歴書（CV），志願所（A4　一枚），歯科免許書コピー，小切手（受験料），TOEFLスコア，NBDE part 1（現在は必須），顔写真などですが，必ず，それぞれの施設のウェブサイトにいって，最新の募集要項を確認してください．

留学を志した動機・時期・期間：10代の頃からあった海外へ留学してみたいという漠然とした夢を叶えたいと強く感じ始めたのは，大学院の卒業が決まったころでした．最初は，具体化することが難しく，どのように探したらいいのか全くわからない状況からの始まりでした．少しずつ言葉にすることで，少しずつ情報を得ることができました．最終的にその時の主任教授に相談し，一週間の海外短期研修という形をとって，アメリカ合衆国の大学を何箇所か見学に行かせてもらったことから現地の状況が見え具体化してきました．その時にお世話になった多くの日本人の先生のお話やご活躍を目の当りにして，私もできる所まで挑戦してみたいと感じました．時期は28歳（大学院卒業が決定した春），歯学部卒業後3〜4年目頃．期間はまず，研究機関のボストン大学との繋がりを作るまでに1年半要し，その半年後に見学に行き，翌年の春から留学が決まりました（合計3年）．
　次の機関のロチェスター大学は，プログラムの存在を知ってから，初めの半年一般語学中心に学び，後半の半年は先方の要求する語学レベル（TOEFL）に達するのに要しました（合計1年）．

現地での基本的な生活：ボストンでは，物価が高く滞在費用がかなり掛かることは覚悟していましたが，現地の日本人グループのサイトを見つけ，シェアーハウスに住んでいました．ルームメイトや現地で知り合った方に車を出してもらい食材の買い出し等に行き，基本的に自炊をしていました．家具等もすべて揃っていたので，特に新しく買い揃えたりすることはありませんでした．
　ロチェスターでは，大学の所有するアパートに住んでいます．初めは，近くに住む親戚ご夫婦やクラスメイトに，余っている家具をいただきました．その後，足りない物は少しずつ買い揃えました．現在はAmazonなどウェブサイトを通して多くの物が購入できるので，初めから車がなくても準備は可能だと思われます．そして，大学に所属しているとシャトルバスでの通学やその他のサービスも充実しています．例えば，週末にのみ運行のシャトルバスを利用すれば食材等の買い物も可能です．私の場合，ドライバーライセンスは取得しましたが，結局現在もIDとして利用しているだけで，車は購入していません．

個人の体験談や感想, 海外留学生活の紹介

　アメリカ合衆国に来て, 初めに苦労したのはやはり語学力です. 留学前に日本でも語学学校に通っていましたが, 中々身につかず, 言葉の壁にぶち当たった当初はとても苦しい思いでした. しかし, 新しい環境で一から作る仲間と勉強環境はとてもいい経験になりました. 特に初めの渡米先がボストンで良かったと思っています. 優秀な大学に囲まれ, 歴史ある街並み, そして, 異文化交流に容易に触れられる中で, 勉強できたことは私の人生の中での宝物です. ボストンに移動したことにより, 次に繋がるチャンスも広がりました. 語学向上のためには様々な方法があるとは思いますが, 初めに語学留学という形でビザをとり移動してくる方法もあると思います. その間に, 色々な施設を訪問したり見学ができるからです.

　私は現在, GPR (General Practice Residency) プログラムをロチェスター大学の Strong Medical Hospital で受けています. 以前6月までは同大学にて, 2年間の AEGD (Advanced Education in General Dentistry) プログラムを受講していました.

　プログラム (AEGD) の内容は, 基本的に毎日診療, その間の朝, 昼, 晩と講義, そして臨床研究です. 診療は, 基本的に自分の一般歯科診療枠および口腔外科, 口腔衛生, 高齢者施設, 専門科見学 (歯周および補綴) そして急患当番となっており, 他科に渡って勉強することができます. このアドバンスプログラムの強みは, 多国籍のクラスメイトで構成されていて, そのほとんどが, それぞれの専門を持っていることです. また, アメリカ合衆国およびカナダでライセンスを取得した若手歯科医師とも一緒にプログラムを受けています. そして, スケジュールは個人の希望を考慮してもらえるため, 障がい者専門病院にて, 障がい児および高齢者患者を週一日診ています. このプログラムは, セメスターで区切られていて, 歯科全般の講義と試験, そして, ケースプレゼンテーションと文献レビューを行います. そのすべてがエビデンスベースで構成されているため, 論文を物凄くたくさん読まされます. そして, 週の半日設けられている研究時間では, 高齢者歯科の教授と施設における臨床研究を行っています.

竹内　沙和子（ボストン大学／ロチェスター大学）

海外へ出るメリット・デメリット

メリット
1. 語学以外にも豊富な経験ができる
2. 国際感覚が養われ，考え方に多様性が生まれる
3. 人生の選択肢が広がること

デメリット
1. 経済的負担になることが多い
2. 最初のうちは心細く感じることがある
3. 文化の違いや地域によっては治安の問題もある

歯科医師／研究者として，海外留学とキャリアアップ・現在の仕事に反映している事柄

　以上のように，お蔭さまで，毎日新しい事の連続で，刺激的な毎日を送っています．GPR プログラム終了と合わせて歯科医師国家試験に合格していることにより，ニューヨーク州の歯科医師ライセンスを取得することが可能になります（州ごとに歯科医師ライセンス取得方法は異なります）．毎年新しく挑戦することが増えていますが，留学当初には見えなかった道が広がっている今を楽しみながら日々を過ごしています．

　ここまで，多くの出会いと，特に日本の元医局の先生方や家族そして多くの友人の支えには，日々感謝しています．ぜひ，若手歯科医師に限らず，海外で少しでも学んでみたい先生方は，期間等にこだわらずにすぐにでも挑戦してみてください．プロセスに辿り着くまで，山あり谷ありですが，その過程もただ日本にいただけではできない楽しみがあると思います．そして，海外留学し環境を変えてみることで，今までにないものが見え，その後日本に帰国したとしても必ず糧になり日本の医療に貢献できると思います．一度きりの人生，やって損することはないと思います．私はまだ挑戦途中ですが，今後，どのような形であれ，日本の皆様の少しでも力になれたら幸いです．

築山　鉄平
（福岡市南区開業医勤務）

留学・研修先：
タフツ大学大学院歯学部歯周病科専門医課程
タフツ大学歯学部審美補綴フェローシップ

留学・研修先期間：
2006年6月～2009年5月　タフツ大学大学院歯学部歯周病科専門医課程　卒
2009年6月～2010年10月　タフツ大学歯学部審美補綴フェローシップ　修了

留学までの準備状況：
1. 恩師の船越栄次先生の影響を受け，米国の歯周病専門医を目指すことを決意．歯周病学で歴史のあるタフツ大学，ボストン大学を志望校にした．語学留学中に，タフツ大学：山本里見先生，諸井英忠先生，ボストン大学：山本英夫先生，蒲池史郎先生，蒲池久美先生に見学許可をいただきクリニック見学に通っていた．最終的にタフツ大学歯周病科主任（当時）Dr. Terrence Griffinへ挨拶をし，面識ができたところで一旦帰国をして願書申請の準備を行った．
2. 2004年9月から2005年3月までボストン大学の語学学校（CELOP）に短期留学しTOEFL CBTの受験をクリアした．取得点数は245点．一旦帰国後，2005年4月～2006年6月東京で開業医勤務をし，NHK英会話を中心に語学力を維持しながら留学に至る．
3. ①卒業歯学部学部長からの英字推薦状
②卒業歯学部歯周病科教授からの英字推薦状
③志望大学に影響力のある先生からの推薦状．私の場合はタフツ大学歯学部OBの船越栄次先生と二階堂雅彦先生．
④在学時の英字成績証明書→ Educational Credential Evaluators – www.ece.org　へ送って公式の成績証明書を発行．

留学を志した動機・時期・期間： 私が海外留学を考え始めたのが大学5年生23歳．当時の歯学部教育が私にはフィットしない，あるいは私がそのような教育を受け入れるだけ成熟していなかったのか，自分の将来の歯科医師像というものに希望を持てない時期

だった．その折に私をみかねた歯科医師である父の助言から海外留学に興味を持ち始めた．在学中の歯科教育では抱けなかった希望や魅力を大学5年生時に見学に行ったワシントン大学では感じることができたため．当時同大学へ留学中の藤本浩平先生に大きく刺激を受けた．<u>時期</u>は24歳（卒業時）〜26歳（大学研修医時代）．<u>期間</u>はTOEFL受験を始めた時を準備開始，合格通知を受け取るまでを準備期間とすると，約1年5カ月の期間を要した．この間に推薦状，成績表，学費などの準備も並行して行った．

現地での基本的な生活：ボストンの居住環境に対する知識は語学留学時代から得ていたため，不動産インターネットで物件探しをし，語学留学時代の友人に物件を実際見てもらい，写真などを送ってもらって住む部屋を決めた．必要書類を不動産から国際郵便で送ってもらい手続きを進めた．最初は5部屋ある一戸建てをルームシェアし，そのうちの1部屋に居住した．水道光熱費・インターネット・備え付き家具付物件で1カ月850ドルだった．敷金（security deposit）は2カ月分をチェック（小切手）でオーナーに支払った．

到着後，真っ先に必要なのが社会保証番号（Social Security Number: SSN）の取得である．この番号がないと銀行口座が開設できない．留学先のプログラムチェアマンなど責任ある人にSSNが必要であるという旨の手紙をしたためていただき，Social security administrationで発行手続きを行う．認められるとSSNカードが登録住所宛に届くが，すぐに銀行口座開設が必要な場合はその旨を伝え，その場で教えてもらえることもある．場合によっては銀行口座開設に時間がかかることも想定されるので，私は日本にある外資系銀行で外貨為替口座をあらかじめ渡米前に作成して，その口座から当面問題ない程度の金額を入金してATMから出金し生活していた．しかしほとんどの支払いは少額からクレジットカードの使用が可能なため安全上，両方準備して渡米するとよりよい．

SSNがわかると自動車免許の取得申請ができる．Registry of Motor Vehicles（RMV）で申請を行い，準備ができていればその日に筆記試験を受けることができる．私の場合は手書きの日本語の選択問題20問であった．これに受かるとLearner's permitという仮免許をもらえ，これを持って実技試験の予約を取る．実技試験の詳細はここでは省く．合格すると発行された運転免許が米国国内の身分証明書（ID）として使用できるため，パスポートを持ち歩く必要がなくなり安全である．

日常の食事はプログラムの内容がタイトなこともあり，ほとんどがタフツ大学そばのチャイナタウンで済ませていた．車は日本に帰国予定の知人から中古車を購入（マサチューセッツ州での自動車購入の詳しくは「DrKazu.com」http://www.drkazu.com/ryuugaku-car-1.htm で）．

個人の体験談や感想,海外留学生活の紹介

　タフツ大学歯周病科 post-graduate program に入学する前にボストンでの語学留学というステップを踏んでいたために,日常生活に関してはスムースに開始できていたように感じる.最初の2カ月は,専門医制度や大学病院内の診療システムというものを十分に理解しないでプログラムが始まったために,担当患者の数が思うように増えなかった.日本の診療システムと異なり,米国における歯周病専門医は修復補綴,エンドその他一般歯科を行うことはほとんどない.よく海外の歯周病専門医の名刺やカードに「limited to periodontics and implantology」と書いてあるが,その分野のスペシャリストとしてのトレーニングを徹底的に受けたことを意味する.タフツ大学における専門医教育は大きく4つのコアに分けられる.①基礎科学や関連臨床を学ぶ座学(didactic),②それを素地に臨床的考察・検討を行う論文抄読(literature review),③そしてそれを咀嚼し実践する臨床トレーニング(clinical training),④それぞれを組み合わせて行う臨床研究である(clinical research).この臨床研究修了時には Master of Science(修士号)が授与される.以下に各項目の詳細を記す.

　①座学は,基礎科学や関連臨床を中心に2年間で15科目前後の履修を必要とし,各科目の合格点は最低70点で,Master of Science(修士号)を取得予定の学生は全科目において80点以上で合格しなければならない.おそらくほとんどの日本人留学生が苦労するのがこの座学(didactic)の部分である.臨床的な専門用語はなんとなくわかっても,基礎的専門用語は知らない言葉ばっかりで,単純に米国人と比較して読解するのに2倍以上の時間がかかるし,ディスカッションもその内容を理解することに精一杯でなかなか発言までには至らなかった.1年目の基礎科目履修は大変苦労を伴うが,2年目になると科目数や言語による苦労が少しずつ軽減したように感じた.ここで得られる知識は,米国歯科医師国家試験にもそのまま使える内容が多く,その筆記試験(National Board Part1,2)合格を目指す場合には大変助けになる.

　②論文抄読(literature review)では座学で得た基礎理解を背景に,様々な臨床分野の論文を発表,議論する.文献はランダムに選択される

のではなく，選び抜かれた量の豊富な文献を過去の代表的な論文（classic）から現代の論文（current）まで深く正確に理解することが求められる．この論文で得られる知識が，臨床での意思決定の素地になる大変重要なステップで，専門医カリキュラムの中でも比較的しっかりと時間が割かれる．読むべき論文数は3年間で1,000本程度あるので，もちろんすべての内容を記憶しているわけではないが，その思考の繰り返しを行い自分自身で自立して意思決定をできるようになるという力が十分に育まれる．

　③座学と論文抄読で得た知識を基に，専門医の臨床トレーニングを受ける．これにはクリニックでの診療以外にも，症例供覧や治療計画のディスカッションも含まれ偏向的にならないように常に積極的な意見交換が行われる．学生（レジデント）と指導教官の間だけではなく，指導教官間やレジデント間でも頻繁に意見交換を行うことで，限られた期間で得られる情報や経験を最大限に効率化できるメリットがある．カリキュラムを卒業するために必要な症例数が設定されているが，当時，歯周外科の症例数は3年間で最低300症例，インプラント治療は最低50症例を実施しなければならないとされていた．ほとんどの学生は最低数よりもはるかに多くの症例数を経験する．特にタフツ大学はボストン市街地に近接しているため来院患者数が非常に多く，他のプログラムと比較しても豊富なほうだと聞いている．

　しかし前述したように歯周病専門医は自分たちで補綴修復，エンドをはじめとする一般歯科治療をプログラム期間中に行うことはないため，一般歯科を担当する歯学部生や他科のレジデントからの患者紹介（refer）をいただかなければいけない．歯学部学生や他科レジデントはどの歯周病科レジデントと働くかは自由意志なので，彼らから紹介を取り付けるためのコミュニケーション能力や協調性が非常に重要になる．日本人はここで苦労する留学生が多いと聞いていたが，私の場合は最初苦労したものの，半年もするとウマが合っていたのかお陰でクラスの中で1，2を争うくらいに多くの症例に恵まれた．最終的に，同級生の中から最優秀臨床賞（certificate of excellence）を受賞した事は，英語のハンディがあった私にとっては大変誇らしいものであった．

　④修士号（MS: Master degree of Science）は通常3年間の専門医教

育に加えて，希望する人はマスターカリキュラム（以後 MS カリキュラムという）の学費を追加で払って，履修することができる．基本的には peer review journal（査読される学術論文誌）に投稿し，アクセプトされうる質を満たす草稿まで執筆し，30〜40 ページほどの修士論文として提出し，口頭試問をパスすると学位が授与される．私は当初計画していた臨床研究で，倫理的正当性を評価する IRB の認定を得るのに多大な時間・労力を費やしたが，結果的に IRB の認定を受けることができなかった．同じ研究内容に固執すると在学中の卒業が難しいことが判明し，急遽研究テーマを変更するなど対応に追われた．期間内で卒業できるかは研究内容に寄るところも大きい．

海外へ出るメリット・デメリット

メリット
- 価値観の変化（いい意味で）
- 国際感覚を身につけることができる
- 世界が身近になる
- 物事を客観的に批判的に見る目を養う
- より愛国心を持ったリベラルな考え方になるため，他人の文化や考え方に寛容になれる
- 極めて合理的な教育で短期間で専門医の資質を身につけることができる

デメリット
- 投資金額が多い
- 帰国後，自信過剰になりがち
- 帰国後の勤務先が未定
- 他の先生とは違うことをやっているので自分の選択肢が正しいのか不安になる気持ちになる．自分を信じる情熱が必要になる

歯科医師／研究者として，海外留学とキャリアアップ・現在の仕事に反映している事柄

ボストンには世界的にも有名な臨床家，研究者が多く，彼らのオフィスやラボ見学に行き一流の開業医の姿，国際的な歯科医療のスタンダードを目の当たりにしたことが今の自院のスタイルや私の歯科医療哲学に

大きな影響を及ぼしている．ボストンには他にハーバード大学，ボストン大学の歯学部があり，世界中から著名な歯周病インプラント専門医が講演を行いに訪れていたため，多少無理をしてでもそれらのイベントには参加するように心がけ，学会参加，学会講演発表，論文執筆，書籍執筆もすべてできるものは経験するように心がけた．最近の米国という国は社会政治的に物議を醸すことが多いが，本気で何かを実現したいと思う人には自由な国だなと感じる．

2016年ハーバード大学卒業式のスピーチで，Facebook CEOのザッカーバーグが「大きな成功は『失敗する自由』によって生まれる」と話したが，まさしくそのような環境がタフツ大学歯学部の教育にはあったと思う．既存の形にとらわれない創造性も魅力的であった．

留学中はどうすれば3年間で自分が最大限成長できるかにフォーカスしていたが，自分だけの成長は叶えなければいけない最低限のことのように感じる．帰国してからは個人的な成長だけでなく，自院のスタッフ，地域医療，次世代への教育，日本の歯科医療に関してどう向き合うかを真剣に考えるようになった．留学中に大学内のカリキュラムのみに従事するだけではなく，外の世界を見ることも大切だと思う．それは歯科に関してのみでなく，その他の分野の先生との交流もそうである．人によっては「日本人との接触は一切断つ」人もいたが，分野は違えどわざわざ異国に学びの場やキャリアアップを求めてくる人たちは私たちに負けない情熱やものすごい能力をもつ人が圧倒的に多い．私が日本に帰国して直面した問題や課題は，過去に留学された歯科医師の先生方のほとんどが経験された壁であるが，得てして同じような境遇で同じような専門医教育を受けてきているため解決の糸口が細く，創造的な明解を得ることが少ない．そのような時には自分自身で現状に縛られない解決方法を考えなければならないが，ボストンで知り合った他業種の人間関係から大きなヒントを得ることも少なくない．

留学はみなさんの人生を大きく変える転機になることは間違いありません．ぜひ自分の手でチャンスを掴み取って欲しいと思います．

土屋　嘉都彦

(大分県大分市開業／【米国補綴学会 Board 認定専門医】／福岡歯科大学臨床教授)

留学・研修先：米国インディアナ大学補綴科 (専門医過程，MSD プログラム).

留学・研修先期間：2005 年 6 月から 2009 年 12 月 (4 年 6 カ月). 語学留学 1 年＋インディアナ大学補綴科 3 年＋米国補綴学会 Board 試験のために 6 カ月滞在延長

留学までの準備状況：
1. 留学先の決定，先方への打診や手続き等
   インディアナ大学は福岡の岡村光信先生 (インディアナ大学補綴科出身) に勧められ決定した．インディアナ大学歯学部の近くの語学学校に通いながら補綴科を見学させてもらっていた．当時の目標が，「米国で専門医教育を受ける」ことであったため，岡村先生のアドバイスもあり入学できる確率の高かったインディアナ大学以外の選択肢はあまり考えていなかった．
2. 語学の準備期間や目安
   日本で 2 年間臨床 (実家の歯科医院〔大分県佐伯市〕) をしながら英語を独学したが，地元には TOEFL 対策を学べるスクールがなく，独学には限界を感じたので，いっそのこと本場で勉強しようと語学留学を決意，半年の語学留学で TOEFL をクリア．
3. 必要書類
   大学在学時の成績証明書，推薦状，TOEFL スコア，大学によって異なるので，各大学の Web サイトをチェックする．

留学を志した動機・時期・期間：学生時代に歯科医師である父と海外の学会に出席した際に，自分も海外の歯科医師と会話ができるようになりたいと思ったのがきっかけ．また，米国の教育が素晴らしいと聞いていたので，体験したかった．留学経験者で福岡開業の船越栄次先生や岡村光信先生の影響と，東京都開業の武田孝之先生のアドバイスがあり，決断した．異文化に触れたかったことも大きい．**時期**は 23 歳ぐらい (大学 5〜6 年)．**期間**は本格的に留学準備を始めたのは大学卒業後で，日本で診療をしながら英語を独学 (2 年) していたが限界を感じ，米国へ語学留学 (6 カ月)，TOEFL をクリアし出願，イ

インディアナ大学にアクセプトされた．出願時は，大学の出願期限を過ぎていたが，偶然，入学予定者の中で入学を辞退する方が出たので，その方に代わって入学できた．

現地での基本的な生活：渡米時は，頼る当てもなかったので，日本の留学エージェントを使い，語学学校の選定，ホームステイ先，飛行機の手配などすべて代行してもらった．米国に滞在した4年半すべてホームステイをした．インディアナ大学にもホームステイのエージェントがおり，結局，4年半で4家族（家庭）を経験．インディアナは，車がないととても不便だったので，渡米1カ月後，50万ぐらいの車を購入した．車の購入は語学学校の友達からアドバイスをもらいながら行った．スーツケース一つで渡米したのに，帰国時は段ボール箱20個近い荷物に増えていたので，基本的な生活用品は，留学先で調達することになる．今は，スマートフォンなど便利な機械があるが，英語の問題があった自分にとっては電子辞書は必須だった．学費をクレジットカードで払えるので，航空会社のマイルが貯まるクレジットカードを作っておくと，日本の行き来の航空券はマイルで購入できるのでお得である．自分のようにホームステイをした人はとても少ないが，異文化を体験するという意味では，絶対にオススメ．

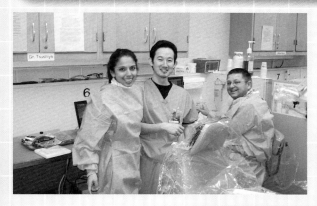

インディアナ大学補綴科大学院診療室にて
現 Director の Dr. Levon と，友人の Dr. Shimizu（ペルー人）と共に

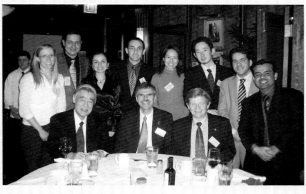

シカゴで行われたインディアナ大学院同窓会にて
前左：藤本順平先生，前中央：Dr. Stephen F. Rosenstiel，前右：Dr. Martin F. Land．

個人の体験談や感想，海外留学生活の紹介

　米国の大学と日本の大学とではその臨床教育のあり方に違いがあります．基本的に米国の大学の臨床は，学生（歯学部生〔歯科医師免許取得前〕や専門医過程の歯科医師など学費を払って大学に在籍している方）によって行われます．大学に雇われているファカルティー（いわゆる教員）は，基本的に臨床はせず，主に学生の指導にあたります（フルタイムのファカルティー用の診療室が大学内にありますが，一般開業医と同等の治療費が請求されます）．そのため，大学に訪れるほとんどの患者は学生に診療されることになります．ただ，日本と違い医療費の高い米国は，大学では格安の費用で診療が受けられることもあり，大学病院には朝から長蛇の列ができることもあります．このような環境のおかげで患者と学生の Win-Win の関係（患者：安い料金で治療が受けられる，学生：勉強のために診療ができる）が構築されており，理想的な臨床教育が受けられます．

　ファカルティーは，専門医が多く，科学的根拠に基づいた知識による指導が魅力です．また，多くの学術論文を読まされ，その知識を臨床に応用していくところなど，米国ならではです．さらに，座学では，ただ座って聴くのではなく，意見を求められることも多く，活発なディスカッションの元で進んでいく授業も勉強になります．日本特有の問題の答えを求める教育ではなく，問題自体を見つめ直すことを求める教育も魅力的です．補綴においては，3年という短い期間でほぼすべてのことが学べます．

　さらに学んだ知識を確実なものにするには，専門医になってから受験資格が得られる Board 試験にチャレンジし，各専門医学会が認定する Board 認定専門医になるという道もあります．専門医には，大学さえ卒業できればなれます．一度入学してしまえば，単位さえ取っていれば卒業できますが，Board 試験は，ある一定以上の知識がないと受かりません．ちなみに，Board 試験に合格していなければ，いわゆる教授（Program Director）にはなれません．Board 試験を経験し自分の知識が昇華していくのを感じました．チャレンジする価値は高いと思います．

土屋　嘉都彦（インディアナ大学）

海外へ出るメリット・デメリット

メリット

客観的に日本を見る事ができる．

洗練された歯科教育を受けられる．

異文化との交流．

英語が喋れるようになる．

デメリット

時間，費用がかかる．米国では，医療制度が違うため，米国で学んだことを日本の保険制度に当てはめることが難しい．

歯科医師／研究者として，海外留学とキャリアアップ・現在の仕事に反映している事柄

現在（2017年5月），大分市で開業して一年半になりますが，米国で科学的根拠に裏付けられた補綴の王道を学べた事が，自信を持って診療内容や治療計画を患者さんに説明し実施できることにつながり，自費メインの歯科医院の運営基盤になっています．また，日本国内だけでなく海外でも講演する機会をいただけることは，海外留学をしたからこそだと思います．ただ，留学したからといって，チャンスが自動的に転がり込んでくることはないので，帰国後も自分で積極的に行動することは必要です．

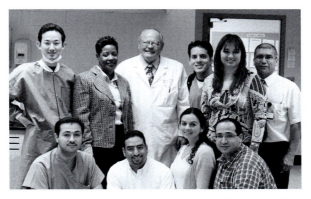

故 Dr. Carl J. Andres を囲んで彼からは多くのことを学ばせていただきました．

西　真紀子

(University College Cork, Part time PhD student／NPO法人「最先端のむし歯・歯周病予防を要求する会」理事長／㈱モリタ　アドバイザー)

留学・研修先：
1) スウェーデン・マルメ大学カリオロジー講座（カリオロジー全般，特に Significant Caries（SiC）Index について[1]）
2) アイルランド・コーク大学大学院（歯科公衆衛生，修士論文はアイルランドの SiC Index について[2]，現在の研究プロジェクトはリスク評価に応じたパーソナライズド・カリエス予防について[3,4]）

留学・研修先期間：
1) 2000年8月〜2001年6月　客員研究員1年間
2) 2005年10月〜2007年9月　修士課程2年間
3) 2008年10月〜現在　博士課程

留学までの準備状況：
1. 留学先の決定，先方への打診や手続き等
    1) ロータリー財団国際親善奨学金に合格して，マルメ大学名誉博士号を授与されていた熊谷崇先生に同大学カリオロジー講座の Professor Douglas Bratthall を紹介してもらいました．
    2) 歯科と無関係な知り合いからコーク大学 Oral Health Services Research Centre の Dr. Helen Whelton と現地で会う機会を作ってもらい，その Research Centre で行われている修士コース Master of Dental Public Health を勧められました．
    3) 上記の修士号を取得後，日本に帰国しましたが，一年後に Professor Whelton と研究プロジェクトの助成金をアイルランドで申請したところ，結果を待つ間の滞在ビザが取れず，PhD コースに在籍して学生ビザで滞在することにしました．
2. 語学（TOEFL，TOEIC，英会話スクール等）の準備期間や目安
    1) マルメ大学：英会話スクールに約2年通いました．場馴れのために TOEFL を2カ月毎に受けていました．奨学金の申請条件に TOEFL（当時の450点以上）がありましたが，マルメ大学側には TOEFL の提出の必要はありませんでした．
    2) コーク大学：マルメ大学の留学が終わって帰国してから英会話スクールに3年くらい通っていました．コーク大学の修士コースに申請する時は TOEFL が必要で，基準は当時の TOEFL の550点でした．

3. 必用な書類など（在学時の成績証明，大学や指導歯科医からの推薦状等）
   1) マルメ大学：在学時の成績証明書，卒業証明書，教授2人からの推薦状，研究計画書
   2) コーク大学：所定の申請書，在学時の成績証明書，卒業証明書，教授2人からの推薦状，歯科医師免許コピー，出生証明書（英訳を業者に頼むこと），健康証明書，預金証明書，€35小切手

留学を志した動機・時期・期間：

マルメ大学：ネパールでの歯科ボランティア活動に参加したことから，発展途上国が先進国と同じようなう蝕洪水時代を経験しないための仕事をしたいと思いました．前出の熊谷崇先生が北欧の歯科医療を取り入れて効果的な予防プログラムを実践されていたので，それを参考にしたいと考えました．また，マルメ大学でWHO顧問として精力的に活動されていたProfessor Bratthallのお仕事に憧れていました．コーク大学：当時ご病気だったProfessor Bratthallのできるだけ近くにあるWHO Collaborating Centreに行くことを望んでいました．時期はマルメ大学：卒業後2年目，コーク大学：卒業後7年目．期間はマルメ大学：合計で1年半を要しました．奨学金の結果が出るまでに半年を要し，その奨学金プログラムでの留学準備期間が1年間と決められていました．コーク大学：合計で1年を要しました．受け入れ先を決めるまでに1年弱を要し，コーク大学に申請してから留学開始までは1カ月ととても短かったです．

現地での基本的な生活：

1) マルメ大学：Professor Bratthallがあらかじめ大学横の住居を手配してくれ，アパートの契約も教授名義で私は家賃を教授に支払いました．社会保障番号の手続きは教授と秘書さんがお世話をしてくれました．銀行口座の開設はホスト・ロータリアンがお世話をしてくれました．インターネットはブロードバンドがまだなく，大学で自分のコンピュータに接続してもらうにも，3カ月待ちました．食事は自炊が主で，車は所持せず，中古の自転車を現地に住む日本人から1万円弱で譲ってもらいました．
2) コーク大学：Dr. Wheltonが大学のメーリングリストで住居を募集してくれ，5，6カ所のリストから，到着した次の日にResearch Centreのスタッフと一緒に見に行って決めました．2年間その家を2〜3人とシェアしました．PhDコースの時からはdaft.ieというウェブサイトを頼りに家を転々としました．アイルランドは住居の契約がとても簡単で気楽に引っ越しができます．3年前からは友人の所有する空き家を管理する名目で住まわせてもらっています．銀行口座は大学内にある銀行へ行って自分で開設し，納税者番号などはスタッフに助けてもらいながら自分で申請しました．インターネットは修士コースの頃は大学のみで利用でき，2008年にはようやく家庭でのブロードバンドが一般的になって，今はスマートフォンでテザリングを使用しています．食事は自炊がほとんどで，車も自転車も購入していません．

個人の体験談や感想，海外留学生活の紹介

1. マルメ大学

　Professor Bratthall が周到に青写真を描きながらも，私に自由と責任を与えて，能力以上のことをできるようにしてくれたように感じます．"You are fantastic!" が口癖で，その分野の世界的権威者に褒められることが嬉しくて仕方ありませんでした．カリオロジーだけでなく，人の育て方についても多くを学びました．また，世界を牽引する研究現場ならではのスケールの大きさも感じ，そこに関わることができる楽しさを味わわせてもらいました．

2. コーク大学

　私が求めていたものはマルメ大学の時に与えられたような自由と責任だったのですが，修士コースは9人のクラスの1人としてあまり関心のない授業も強制的に受けさせられ，試験勉強をするという古い形態でした．その代わりできる限りマルメに寄って，病身だった Professor Bratthall との対話を楽しみました．修士論文はマルメ大学での研究をアイルランドのデータで応用することにしましたが，修士論文に着手する前に Professor Bratthall が亡くなられて，その年はとても悲しい年でした．

　しかし，アイルランドでは田舎に住む友人とその家族や親戚に懇意にしてもらい，そこで赤ちゃんの成長を見たり，私の訪問を全身で喜んで私が帰る時には泣いて私のコートを隠して帰らせないようにするという愛らしい子どもたちと仲良くなり，さらに様々な動物との触れ合いがあり，心が癒やされました．アイルランド人が冗談を言った後にウィンクするしぐさはスウェーデン人にも日本人にもなかなかない軽妙さです．アイルランド人の幸せ度は抜きんでていて，どうしてこの人たちはこんなに幸せなのだろうかといつも理由を探っています．

　修士号を取得した後，一度，日本へ引き揚げたのですが，機会を作ってはそのアイルランドの田舎を訪ねていたところ，PhD コースに進むことになりました．Research Centre のスタッフとの人間関係も出来上がっていたことは幸いで，特に秘書さんには私的なことでも助けてもらっています．指導には戸惑うこともありましたが，時間と空間に恵ま

れた環境には満足し，できるだけ長くこの場にいたいと思いました．その間に日本から私の関心のある分野の執筆，翻訳，講演，通訳といった機会をいただいて，キャリアとしては充実していたと思います．

　PhDコース6年目の時に，アイルランドにもっと長くいたいと思って，研究プロジェクトを発案して国際歯科研究学会（IADR）の助成金に応募しました．スウェーデンで学んだカリオロジーの知識と日本の企業の方々から学んだマネージメントの知識を融合してアイルランドの被験者でランダム化対照試験を行うという3国に関連した企画です．私はまだPhDを持っていないのでコーク大学では研究責任者にはなれず，なんとか補綴科の教授であった（現在シンガポール大学歯学部病院長兼学部長）Professor Finbarr Allenになっていただきました．全世界から応募された24のプロジェクトの中から，幸運にもこの企画が選ばれて75,000米ドルの助成金を得ました．この研究を3年間，一生懸命，遂行しました．ところが，最近になって，プログラマーのミスにより研究デザインとはかけ離れた介入をしていたことがわかり，さらに，その結果を隠すためにデータが捏造・改竄されていたというドラマのようなことが発覚しました．

　マルメ大学の勉強・研究が非常にスムーズだったので，自分でProfessor Bratthallのようにきちんとした青写真を描いていれば，どんな大学でも大丈夫だと高を括っていましたが，一瞬先は闇ということもあるのだと，また，海外では，その闇のレベルが想像を遥かに超えた漆黒になることも学んでいます．そして，あのような稀有な指導者であるProfessor Bratthallを紹介してくださった熊谷崇先生に深く感謝している次第です．

海外へ出るメリット・デメリット

　メリットは海外の友人が多くできることで，友人たちにはいろいろな場面で助けてもらい，彼らから学ぶことしきりです．その他に，日本の常識外の見聞が広がること，日本の良さに気づくこと，自分自身の仕事の幅が増えること，自分自身の特色が出ること，外国人ならではの失敗が許されること，英語や現地の言語が上達すること，時間と空間が贅沢に使えることです．

デメリットは日本の家族と離れること，収入が減る可能性があること，日本の情報に疎くなること，現地ではどうしても半人前の大人になってしまい，知らないことで損をする可能性があることです．

歯科医師／研究者として，海外留学とキャリアアップ・現在の仕事に反映している事柄

マルメ大学は私の専門分野，カリオロジーの最先端の大学であることから，留学を終えて15年以上経っても半年に一度くらい交流を持ち，多くの貴重な情報を得ています．スウェーデンの先生方とのディスカッションは論理的かつ創造的で本当に楽しいです．これも留学させてもらったことがきっかけになっていると心から感謝し，北欧の新しい情報を日本の方々に伝える使命もあると感じています．マルメ大学の留学後は熊谷崇先生の診療所で3年間勤務して，引き続き一緒にお仕事をさせていただき，2005年からは㈱モリタのアドバイザー，2010年からはNPO法人「最先端のむし歯・歯周病予防を要求する会」の理事長を務めさせていただいています．Professor Per Axelssonを始めとした著名な先生方の翻訳や通訳をする機会にも恵まれました[5〜10]．

一方，コーク大学は疫学やフロリデーション研究に長け，それらの最先端事情を学べますが，私にとっては，元国連職員のネイティブスピーカーが英語の執筆を助けてくれていることも大きな利点です．彼女とは10年来の付き合いで，私の主張や英語の癖を熟知してくれているため，意味を変えずにきれいな表現に変えながら早くて正確な仕事をしてくれることに心から感謝しています．コーク大学留学中は一年の3分の1は日本で生活し，身分としてはパートタイムの社会人大学院生なので，普通にイメージされる留学生活とは違っていると思います．こういうことが可能なのもIT技術の進歩のおかげです．

今後も技術の進化に伴い，留学の形はどんどん変わっていくでしょう．若い歯科医師の先生方にはそういう利点を活かして道を切り拓いていかれることを応援しています．しかし，私が今，経験しているような，想定外の事件や困難が待ち構えているかもしれません．そして，文化や言語の違いで思うようにいかないこともあるでしょう．もし，私の経験からアドバイスできるとしたら，書類を提出する時は必ず自分の手元にコピーを取っておき，口頭での約束をする時は，メールでも内容を

明らかにしてバックアップを二重，三重に取っておかれることを申し上げたいと思います．文書や記録の力は強く，主張に説得性を持たせてくれます．大きな波が来てもスイスイと乗り越えられますように，お互いに頑張りましょう！

〈文献〉
1) Nishi M, Stjernswärd J, Carlsson P, Bratthall D：Caries experience of some countries and areas expressed by the Significant Caries Index, Community Dent Oral Epidemiol, 30：296-301, 2002.
2) Nishi M：The distribution of high caries levels according to the significant caries (SiC) index among children and adolescents examined in the Irish national survey in 2002, Master dissertation, University College Cork, 2007.
3) Nishi M, Kumagai T, Whelton H：Access to personalised caries prevention (PCP) programmes was determined by their dentists：a cross-sectional study of current and potential PCP adopters in Japan and their knowledge of caries risk, J Dent Hlth, 66(4)：399-407, 2016.
4) Nishi M, Harding M, Kelleher V, Whelton H, Allen F：Knowledge of caries risk factors/indicators among Japanese and Irish adult patients with different socio-economic profiles：a cross-sectional study, BMC Oral Health, 17(1)：55, 2017.
5) 熊谷　崇, Roy C. page (著)；西真紀子 (訳)：見てわかる！歯周病リスク評価と臨床応用 OHIS リポートでスムーズなメンテナンス，医歯薬出版，東京，2008.
6) Per Axelsson (著)；西真紀子 (訳)：本当の PMTC—その意味と価値，オーラルケア，東京，2009.
7) Ole Fejerskov, Edwina Kidd (編集)；高橋信博，恵比須茂之(監訳)；西真紀子(第 28, 29 章訳)：デンタルカリエス　原著第 2 版, 医歯薬出版, 東京, 2013.
8) Bengt Olof Hansson, Dan Ericson (著)；西真紀子 (訳)：トータルカリオロジー，オーラルケア，東京，2014.
9) E.W.Wilkins (著)；遠藤圭子，中垣晴男，西真紀子，眞木吉信，松井恭平，山根瞳，若林則幸 (監訳)：ウィルキンス歯科衛生士の臨床　原著 11 版，医歯薬出版，東京，2015.
10) Björn Klinge, Anders Gustafsson (著)；西真紀子 (訳)：トータルペリオドントロジー，オーラルケア，東京，2017.

野瀬　冬樹
（東京都杉並区歯科医院勤務）

留学・研修先：
ニューヨーク大学歯学部インプラント科レジデントプログラム
ニューヨーク大学歯学部インプラント科クリニカルフェロー

留学・研修先期間：
2013年7月～2016年8月
レジデントプログラム2年間，クリニカルフェロー1年間

留学までの準備状況：
　多くの患者を診る機会を得て様々な臨床症例を経験したいという思いから，ニューヨーク大学の当プログラムを選択しました．講義や実習など大学での生活は当然すべて英語で行われ，実際に現地の患者を自ら診療する必要があるため，それに困らない程度の英語力が必要です．また，出願に際しTOEFLの点数が求められていたため，出願の約1年前からTOEFLの学校に週2回通いその対策を行うとともに，独学による英語の勉強を行ってきました．
　出願は大学のホームページから行い，大学願書，TOEFLの成績，自己推薦書，当時所属していた講座教授からの推薦書，大学卒業証明書，大学6年間の成績証明書，大学での成績証明書を国際規格に修正した証明書，健康診断書，ファイナンシャルドキュメンテーション（十分に学費を払えることを証明する書類）を提出し，書類審査の結果を待ちました．

留学を志した動機・時期・期間： 最先端の米国歯科臨床を実際に経験し多くの患者を診る機会を得たいと以前から考えていました．特にインプラントや骨増生に関する知識と技術の修得を目指し，また，米国だけでなく世界各国から同じような志を持った歯科医師との交流を持ちたいと思い当科への留学を決意しました．時期は35歳（卒業後5年目）．期間は約1年間の準備期間を要しました．その間にTOEFL受験の勉強と出願に必要な書類を揃え，書類審査に合格後，直接ニューヨークまで面接に来るように大学側から指示されました．面接を受けたのが11月で，その約2カ月後の1月はじめに合格通知を受けました．

現地での基本的な生活：プログラムを円滑に始めるために，開始約2週間前に渡米しホテルに泊まりながらアパートを探しました．現地での生活をスタートさせるためにはとにかく住む場所を優先的に見つける必要があるため，渡米前から現地の日本人不動産業者に連絡し，渡米から1週間ほどでアパートを見つけることができました．その後，生活に必要な家庭用品を揃えました．始めの8カ月間は私一人での渡米だったため，狭くても良いので家賃が安く大学に近いアパートを探しました．その結果，ベッドと小さな机を置いたらもう何も置けないような小さな部屋でしたが大学から近い便利な場所にアパート見つけることができました．妻と息子が来てからはより広い部屋が必要なため，大学からは少し離れたアパートに引っ越しました．そのアパートはセキュリティデポジットとして家賃の一年分を納めなくてはならず（退居の際に全額返金される），入居時はかなりまとまったお金が必要でした．多くのアパートは一年更新で，その時に継続するか否かの書類を書く必要があります．マンハッタンのほぼすべてのアパートは多かれ少なかれ毎年家賃が上がるため，家賃の上がり具合によっては継続せずに他のアパートへ引っ越すというケースも珍しくありませんでした．家具類はすべてレンタルで揃えました．ニューヨークはとにかく人の入れ替わりの激しい場所なので，レンタルのような一時的な生活者向けの生活用品を提供する業者が充実しています．

　ニューヨークは比較的日本人が多く住んでおり，日本人向けのスーパーマーケットやレストランが充実しています．一般的にレストランの価格は高いものの，スーパーマーケットに売っている食品は日本よりも安いと感じました．そのため，自炊をすれば食事代は安く済むと思います．マンハッタンはバスや地下鉄，タクシーなどの公共の交通機関が充実しているため車は持ちませんでした．

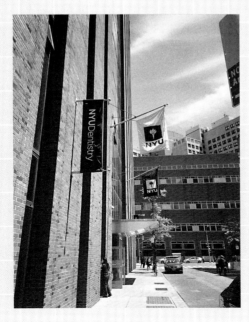

ニューヨーク大学歯学部

個人の体験談や感想，海外留学生活の紹介

　ニューヨーク，マンハッタンは世界屈指の大都会でありながらセントラルパークをはじめとする公園がとても充実しており緑が多く，とても住みやすい街でした．ニューヨーク大学歯学部は法学部や経済学部などが位置する本校からは少し離れて位置しており，ニューヨーク大学医学部付属病院と同じ通りにあります．本校からは少し離れた位置ではあるもののマンハッタンの中心街からほど近い場所にあり，患者数，症例数は豊富でした．そのため，レジデント一人ひとりに配当される患者数はとても多く，数多くの臨床経験を積むにはとても良い環境だったと思います．

　クリニックでは新患患者が来院すると，まず教員が患者の主訴，全身状態，必要と思われる治療の概要をフォームに記載し，それをマネージャーに提出します．マネージャーはその情報を基に人種や宗教，治療の難易度を考慮し，1年目，2年目の各レジデント，それにフェローにそれぞれ偏りのないよう均等に配当します．配当された患者のうち，臼歯部中間欠損と下顎無歯顎へのオーバーデンチャーのための2本インプラント埋入はシンプルなケースとして1年目のレジデントがインプラント埋入手術を行った後に補綴処置は歯学部学生に引き継がれるという形式を取っており，それ以外のすべてのケースに対しては私たちインプラント科のレジデントが外科処置から補綴処置までのすべてを行うという形式をとっていました．

　また，すべての患者に対して指導教員が一人付いており，そのため難しい症例にも積極的に取り組むことができました．実際に治療を開始するには，自ら立案した治療計画をプレゼンテーションする必要がありました．それを Treatment Confirmation Board（TCB）と呼び，X線画像，CTスキャン，ワックスアップ，患者の希望要望などから，包括的な治療計画を立案し，当科の指導教員や担当教授とプレゼンテーションを通して議論し，それが認められてはじめて治療を開始することができました．またそれらの治療計画は常に文献に裏付けされたものでなくてはならないため，常に治療に関連する文献をチェックする必要がありました．これらのTCB，また治療過程や治療結果などの情報を他のレジ

野瀬　冬樹（ニューヨーク大学）

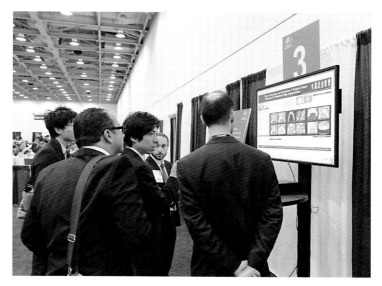

様々な学会での発表

デントや教員と共有し議論することは，とても貴重な経験であり，多くを学ぶことができました．

　2年間のレジデントプログラム修了後は，担当教授からの推薦でインプラント科のクリニカルフェローになることができました．フェローはレジデント時代の患者を引き続き診療し，さらに困難で複雑なケースも新たに任せられました．また，歯学部の学生やレジデントたちに講義をする機会や，他科の教授との仕事，インプラント科での短期研修を希望する歯学部学生に対する面接を行うなど，その役割はクリニックでの診療にとどまらず多岐にわたっており，自分自身もとても勉強になりました．また，3年間を通して国際学会で発表する機会も多くあり，論文の執筆にも携わることができました．このようなニューヨーク大学歯学部での経験は，私にとってかけがえのないものとなり，人生の大きな転換期となったと言っても過言ではありません．

海外へ出るメリット・デメリット

ニューヨーク大学ではとても多くの患者，症例，また人種の患者を実際に自分で診ることができました．また，そこに学びに来ている歯科医師の国籍も多岐に渡っており，私の同期だけでも11ヵ国，インプラント科全体では，常に20ヵ国以上の歯科医師がレジデントとして米国歯科医療を学んでいました．そのような環境の中で知識と技術の修得もさることながら，世界中に歯科医師の友達ができネットワークを構築できたというのは，留学で得た大きな財産の一つとなっています．しかし，臨床留学はその幅はあるものの，学費がとても高額です．日本の私立歯学部の平均的な学費以上の費用を支払う必要があります．

歯科医師／研究者として，海外留学とキャリアアップ・現在の仕事に反映している事柄

前述したようにニューヨーク大学には高い志を持った留学生が世界中から学びに来ており，大学構内を歩いていても様々な人種と言語に出会います．しかし日本からの留学生は特に少なく，私が大学に籍を置いている期間での当科のレジデントに，日本人は私以外在籍していませんで

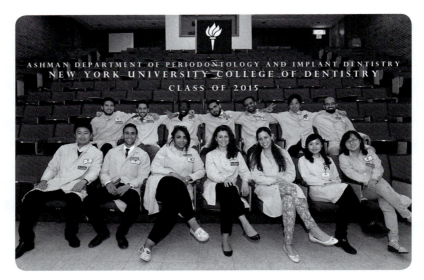

インプラント科の同級生

野瀬　冬樹（ニューヨーク大学）

した．このように日本人留学生が特に少ない理由としては語学の問題もそうですが，多くの有用な歯科医学書が日本語に翻訳されていること，また，インターネットの普及など海外からの情報を日本語で手に入れることができるため，大体のことは日本国内にいながら日本語で学ぶことができる環境が原因の一つだと思っています．これはとても良いことでもありますが，世界に出ていく必要性を奪うものとなることでもあります．しかし実際は，留学してはじめて得る事柄も数多く存在することは事実です．私自身も，日本で学んだことがすべてではないことを痛感し，歯科医学への見方を大きく変えさせられた経験となりました．また，実際に専門的な治療が必要な患者を診る機会を多く持つことができ，それが現在の臨床にも大きく生かされている事は言うまでもありません．しかし，留学で得られる大きな財産はこのような臨床の知識と技術を得ることだけではありません．それは，留学により米国国内のみならず世界中の歯科医師との交流を図ることができる点が挙げられます．

　私もこの留学で世界中の歯科医師とのつながりを得ることができ，卒業後の今でも頻繁に連絡を取り合いながら，臨床症例を議論したり情報を交換したりしています．さらに，ニューヨーク大学歯学部の卒業生が集まるシンポジウムへの参加や国際学会での発表など，国外に出て成果を発表する機会も継続して持つことができています．

　臨床留学によりクリニカルな事柄を学ぶのは勿論のこと，歯科医学のみならず人生に対する視野が広がり，より幅広い視点から物事を捉えられる人たちがこれからも日本に増えていくことを願っています．私も日本人であることを誇りに思いながらも，いつも世界に目を向けてこれからも頑張っていきたいと思っています．

濱田　佑輔

（米国インディアナ大学歯周病科助教〔Clinical Assistant Professor, Department of Periodontics and Allied Dental Program, Indiana University School of Dentistry.〕）

留学・研修先：インディアナ大学歯周病科：専門医プログラム（歯周病学とインプラント外科の臨床）

留学・研修先期間：2012年7月〜現在　専門医プログラム3年間＋現在助教として同大学にて勤務

留学までの準備状況：

　全米には約60もの歯周病専門医のプログラムが存在しているが，中には米国の大学を卒業したものしか受け付けていないところもある．また，各大学により必要な語学レベル，試験などは様々であるため，日本から受験する際には条件によってもプログラムを選ばなくてはいけないこともある．米国歯周病学会のホームページに細かく各大学の受験において必要なものが明記されているので参照していただきたい．（https://www.perio.org/）著者が留学したインディアナ大学はTOEFL（IBT）が80点，大学時代の成績証明書，卒業証明書，3通の推薦状，NBDE PartI（National Board Dental Examination）が必要であった．推薦状は3通のうち2通は卒業大学の学長，歯周病科の主任教授と決められているが，最後の1通に関しての指定はなかった．

留学を志した動機・時期・期間：大学2年生の時に縁があって福岡で開業されている船越栄次先生の再生療法に関する講演に参加する機会があり，歯周組織の再生というコンセプトに感銘を受け，学生時代は組織学，口腔病理学，発達学をよく勉強した．6年生の夏休みに船越先生と私の伯母である林恵子先生にご紹介をいただいて，ボストンでご開業されている山本先生ご夫妻，蒲池先生ご夫妻を訪ね，大学見学や実際に米国で歯科医療をされている方々に直接お会いしアドバイスをいただいた．卒業後は船越先生が主宰されている歯周病研修会に参加して米国歯周病専門医である植田和弘先生，安増一志先生の講演を聴き，米国に行って自分も歯周病の専門医になると決意した．**時期**は20歳頃から（歯学部在学中）留学というものを意識し始めて，大学卒業前には前述した通り，米国で臨床医として歯周病を学ぶという決意をしていた．**期間**は一般的に米国での専門医のプロ

グラムに入るための受験は1年に1回行われており，プログラムが始まる1年ほど前にアプリケーションの締め切りがある．著者の場合はTOEFLの勉強を集中的にするために，ボストンの語学学校でホームステイなどをしながら英語の準備を行った．英語の勉強は想像以上に時間がかかり，2010年3月から10月，2011年3月から10月まで米国に滞在し英語の勉強，受験，大学見学を行った．結果として合格することができて，2012年7月からプログラムが始まったので，準備期間は約2年ほどと言えるであろう．

現地での基本的な生活：著者はボストンでの語学留学期間にホームステイ，アパートメントでの生活を経験していたので実際の留学が始まった際には意外とスムーズにプログラムを開始することができた．初めてのアパート契約の際にはボストンには日本人が経営している不動産屋さんがいて，その方にお願いしてアパートの見学，契約を行った．やはり英語がままならないままでは契約などは中々難しいもので，特に短期契約，家具付きの物件になると値段も上がってしまい苦労したのを覚えている．米国で生活しているとお酒を飲んだり，購入する際にはIDの提示がほぼ義務なので，初めの頃はいつもドキドキしながらパスポートを持ち歩いていた．運転免許を取得するとIDとして使えるので免許の取得をしようとしたが，車を持っていないと運転免許の試験が受けられないという矛盾した状況があり，車を貸してくれる業者を探し出して実技試験を受けてマサーチューセッツ州での運転免許を取得した．語学学校で過ごしたボストンという街は公共交通機関（バスや地下鉄）が非常に発達しており，車の必要性を感じなかった．しかしインディアナ州に来てからは完全に車社会でどこに行くのも車が必要になるという状況．すぐさま車の購入をしようとしたが外国人で学生なのでローンが組めない状況．多額の現金を米国に送金するのも困難であったため，日本のクレジットカード会社に電話して限度額を上げてから車の購入を行った．著者の場合，プログラムが始まる1ヵ月前に長男が産まれたので米国での出産，育児に関しても様々な経験をすることになる．出産後は本当に48時間で退院だし，中々病院などに行くのも保険，費用のことで憚れることが多かった．

個人の体験談や感想,海外留学生活の紹介

　インディアナ大学での専門医のプログラム中は,36カ月のプログラムで臨床,授業,研究のすべてをこなさなくてはならない.特に初めの1カ月半は口腔生物学,放射線学,解剖などの基礎的科目が集中して行われており,5日ごとに試験があるというハードなスケジュールであった.その授業も内容もさることながら英語のスピードについて行くことが必死で,予習と復習で毎日が明け暮れるという日々であった.そして実際の患者の治療が始まった際には患者が言っていることがわからないうえに,患者も著者の英語が通じず同級生に助けを求め,既往歴の問診を行ったのを覚えている.やはり生活一般で使う英語,友人と話すときの英語,臨床の場で歯科医師として使う英語とは同じ英語でも慣れるまでには相当な時間がかかったのを覚えている.最初の3カ月から6カ月くらいは英語もよくわからず,授業について行くのが必死で,自分から授業中に発言するなどできず相当辛い思いをした.毎週約30〜40編もの論文を読み,その中から議論をこなしていき,患者を診るという毎日は相当な苦労であった.約1年間が過ぎた頃にはそういった日常にも慣れて来て,日々が徐々に楽しくなってきた.その中ではもちろん嫁を初め,家族の支えというものが大きく,なんとか乗り切ることができたのは言うまでもない.インディアナ大学の歯周病科のレジデントの一つの役目は歯学部生の教育がある.米国では歯学部は4年制で,後半の2年間は実際の患者の治療がメインとなっている.その中で実際に全身疾患,既往歴の問診,審査診断,治療計画,スケーリング,ルートプレーニングなどの非外科的処置の教育に携わることができた.やはり初めの頃は外国人として歯周病学を学びながら教育をするというのは非常に難しかったのだが,自分の知識と経験が増えるにつれ,人に物事を伝えるということは自分が一番学んでいるんだということに気づきだした.研究に関しても,ジルコニアのインプラント体の物性と生体親和性などを動物を使って行い,大好きな組織図とにらめっこして楽しい時間を過ごしたのを覚えている.

　学年が進むにつれ,知識と経験が増えて行くのが如実にわかるようになった.その中で,クラスの中でも徐々に自分の意見やプレゼンテー

濱田　佑輔（インディアナ大学）

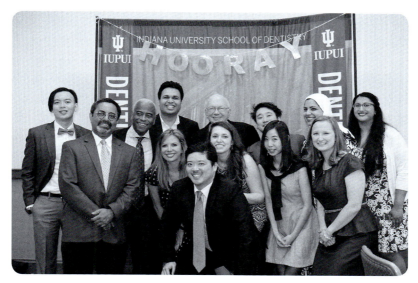

学生の卒業式での記念撮影

ションに自信を持って望めるようになって来た．
　在学中には米国の歯科医師国家試験を終わらせることを目標にしていたため，NBDE Part1, 2 と共に，実技を含む試験を受ける準備も行った．実技試験で実際の患者を試験会場に連れて行き実際の患者への治療で，2級窩洞に対するアマルガム，レジン修復の試験があった．他には抜去歯牙を利用した根管治療の試験などその実技試験に含まれている．歯周病学のレジデントの間は保存修復などは一切行わないため，窩洞形成から修復を実際の患者にするのはほぼ4年ぶりくらいで試験の際には手が震えて止まらなかったのを覚えている．

海外へ出るメリット・デメリット

　日本中にはたくさんの素晴らしい先生がいらっしゃって大学院に行ったり，開業医の先生のところで学んだりできる．著者も留学前に多くの素晴らしい先生方から色々なことを学んだ．どの教えも未だに心に残っており，歯科医師としての根幹を成していると思う．しかしながら，臨床を主にしながら，大量の論文を読み，それを議論する，という系統立

てた専門医教育を行っている機関は，著者が知りうる限りでは日本には存在していなかったと思う．そのため，やはり米国で歯周病，インプラントの専門医教育を受けたことは素晴らしいことだと考えている．

歯科医師／研究者として，海外留学とキャリアアップ・現在の仕事に反映している事柄

著者は現在インディアナ大学歯周病科で助教として教育，臨床，研究を軸に勤務している．自身の診療としては歯周病とインプラントの外科処置のみに診療科目を絞って，同僚の一般歯科医，補綴医，歯内療法，矯正医とともに大学内でグループプラクティスのような形態で行っている．やはり，専門医制度が確立されている米国ならではの診療体系だと感じる．専門医としての互いの意見を尊重し，議論し，治療計画を決めたりする過程は日本にいた時には中々できなかった経験だと思う．

著者が留学を志したきっかけは，やはり歯周病に対する文献や論文をベースとした理論や治療法を学ぶためだったと明言できる．現在の日本では多くの研修会，勉強会に所属し研鑽を積むのが主流になっているようではあるが，やはり理論の部分では細かいところまで勉強しきれないのが現状だと思える．やはり著者も一般歯科医として多くの分野のことを学びながら毎日の診療を行うというのは一つのことに集中できなかったと思える．やはり勤務先の先輩のやり方，○○先生のやり方などの経験をベースとした治療法を行うことしかできなかった．そのためか新しい技術，材料に対しては企業のいうことを鵜呑みにしたりと少々危険なことをしていたようにも思える．レジデントとして3年間歯周病学，インプラント学について多くのことを学んだのだが，後になって振り返ってみると実は"勉強の仕方や，物事を客観的にみて自分なりの判断を下すやり方"を学んだのだと思った．現在も卒業後，米国歯周病ボード認定医の試験を合格してもたくさんわからないことや，知らないこと，臨床に迷うことに毎日遭遇する．しかしながら，その専門医教育を通して学んだのは自分で論文を探し出し，その信頼性を客観的に判断し，新しいことや自分の知りたいことなどを総合的に考えられるようになったことだろう．現在は学生教育と共に専門医の教育も行っているのだが，やはり教育をすることは自分にとって最も勉強になることだと思う．

大学の同期生や後輩たちが開業などの話をしている中，英語の試験

濱田　佑輔（インディアナ大学）

（TOEFL）だけに集中して留学準備をしている時，"自分は何をしているんだろう"という自問自答が毎日頭の中を駆け巡っていた．歯科からも離れて語学学校で英語を学ぶ日々というのは自分の中でもかなり暗黒の時代だと感じていたが，やはり英語がある程度はできないと3年という限られた時間を最大限に生かすことはできなかったかもしれない．著者の恩師の一人でもある，山内健介先生（現：東北大学口腔外科）から著者が研修医時代に"色んな経験は決して無駄にはならずに自分に対して還ってくるものだ"と言われたことがある．著者の経験してきたことはたくさん紆余曲折しており，様々な回り道をしたかもしれないが，それがすべて今に繋がっており，将来を作っていくのだと思う．

　留学を志した際に自分がその大学で教鞭をとり，米国インディアナ州で歯科医師免許を取得し，働くことができていることは想像していなかったが，常にそれを目標に少しずつ準備をしてきた．やはり常に目標をはっきり持ち，それに向かって一歩ずつ前進するというのが大切なのであろう．

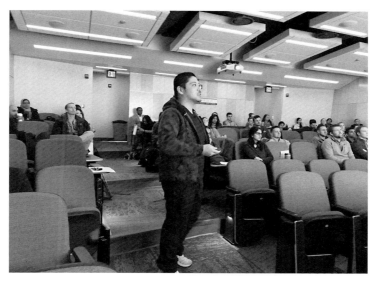

スタディクラブにて講演している様子

林　　千絵
（東京都千代田区勤務【歯周病専門医として歯周病治療，インプラント治療，軟組織疾患治療に従事】）

留学・研修先：ボストン大学歯学部矯正科 postdoctoral fellow（コルチコトミーへの骨補填材の応用）
　ボストン大学医学部感染症科 research fellow（歯周病と動脈硬化の関連）
　ハーバード大学大学院 resident, research fellow（歯周病学専攻）

留学・研修先期間：2006年6月〜2007年6月ボストン大学歯学部矯正科にて translational research に従事1年
　2007年7月〜2011年6月ボストン大学医学部感染症科に基礎研究者として勤務4年
　2011年7月〜2014年5月ハーバード大学歯学部歯周病学分野にて resident として歯周病，インプラント治療の臨床トレーニング3年および，Forsyth Institute にてインプラント周囲炎のメカニズムについて研究に従事

留学までの準備状況：

1. 留学先の決定，先方への打診や手続き等

　2006年にボストン大学歯学部へ留学した時は，自身で日本の企業から大学院時代に研究した骨補填剤を矯正治療との併用に生かすための研究グラントを取得し，当時ボストン大学で教鞭をとられていた宮本貴成先生のご紹介で留学の話が決まりました．1年間コルチコトミー（Wilcodontics®）への骨補填剤応用の基礎研究を行いました．予定の研究が終了しようとした頃，ボストン大学医学部教授 Caroline Genco 先生から postdoctorl fellow の雇用のお話をいただき，マウスモデルを用いた動脈硬化と歯周病の関連性の研究を行いました．5年間に渡った100%研究に従事する貴重な経験を終えて，臨床に携わる資格を取るべく米国の歯周病学分野のレジデンシープログラムにアプライし，ハーバード大学に進学しました．

2. 語学（TOEFL，TOEIC，英会話スクール等）の準備期間や目安

　ハーバード大学進学に際して TOEFL100点が必要でした．2カ月ほどの準備期間で大丈夫かと思っておりましたが，私が入学した2011年から臨床を行うのに必要なマサチューセッツ州のライセンスに TOEFL の4つのセクションの各々の最低点数が必要になり，私は Speaking をクリアするのが一番大変でした．臨床のプログラムへのアプリケーションでは，4年以上英語が母国語の国での正式な教育を受けていた経験がない場合は，

TOEFLのスコアが必要となります．TOEFLの点数は2年間有効です．進学したい希望の大学の最低スコアを調べて，準備するのは早ければ早いほど良いです．

3. 必用な書類など（在学時の成績証明，大学や指導歯科医からの推薦状等）

　私が東京医科歯科大学の歯学部を卒業した時は，クラスランキングやGPAなどを算出しておりませんでした．ですから，東京医科歯科大学歯学部在籍時の成績と大学院時の成績を提出しました．今は多くの大学で，クラスランキングとGPAが算出されていますので，これを記載する必要があります．アプリケーションを選抜されるときにこの二つの数値はスクリーニングに使用され，悪すぎると選抜されず，インタビューに呼ばれないということになってしまいますので，特に歯学部時の成績は非常に重要です．成績は後から取り返すことのできないものですから，歯学部1年生の頃からしっかり勉強して良い成績を残すようにしましょう．

　推薦状は3人からもらう必要があります．これは，きちんと出願者と一緒に仕事をしたことがあり，出願者の能力や人柄をわかっている方からもらったほうがいいでしょう．そのうえで，推薦者の業績が優れていたり，アプライする分野で著名な人である場合は，なお有効と思われます．注意事項として3人の推薦者がすべて日本人でないほうが良いでしょう．

留学を志した動機・時期・期間： 私が東京医科歯科大学歯学部4年生時に授業で歯周病の基礎実習がありました．そのときにインストラクターでいらした木下淳博先生がハーバード大学歯学部歯周病学分野で研究を終えて帰国されたばかりで，そのお話を拝聴する機会があり，私は初めての海外での歯科のお話を聞いて好奇心がわき，自分も海の向こうの米国での歯科医療も見てみたい，研究に従事してみたいと思うようになりました．同時に歯周病治療，特に歯周組織再生療法を用いた歯の保存治療に興味を持つようになりました．

　歯学部卒業後もその興味が冷めることはなく，歯周病学分野の大学院に進学しました．その頃大学院の先輩方でハーバード大学に留学されていた先生方に留学のお話を聞いたり，当時ボストン大学歯周病学分野でレジデントをされていた宮本貴成先生に米国での臨床についてお話を伺う機会があり，自分も大学院卒業後は米国で研究に従事したいと思うようになりました．**時期**は28歳（大学院博士課程修了直後）にボストン大学にresearch fellowとして留学．その後，5年間基礎研究に従事した後，33歳でハーバード大学の歯周病のレジデントコースに入学しました．**期間**は基礎研究のresearch fellowの準備期間は1～2カ月くらいであったと記憶しています．ボストン大学に当時assistant professorとして勤務していらした宮本貴成先生のご紹介があり，ポジションはすぐに決まりました．ビザの手続きに要する期間がかかったくらいだったと記憶しています．

　ハーバード大学にアプライするのを決めたのが2011年の7月はじめでしたが，1年に一回のアプリケーションのデッドラインが8，9月のところが多かったため，急いで準備をして，アプライをしました．ですので，準備期間は1カ月半くらいでしたが，かなり大変でしたし，米国にすでにいたためにできたと言っていいと思います．

個人の体験談や感想，海外留学生活の紹介

　はじめに渡米した時には，木下淳博先生のハーバード大学時の友人のDr. Mark Wangに1ヵ月ほど所有されているお部屋をお借りして，その間にDr. Wangの友人に紹介していただいた日本人の不動産屋さんでアパートを借りました．その後はcraigslistでroom shareを探したり，自分一人で部屋を借りたりしました．

　ライフラインの手配については，水道やガスなどは賃貸料に含まれていましたので，携帯電話を携帯電話ショップで購入して，インターネットをつないだくらいでしょうか．銀行口座は，餞別でいただいたアメリカの銀行のチェックでつくりました．その前にsocial security numberが必要だったように思いますので，それをまず取得した方がスムーズだったように記憶しています．

　食事は普通にスーパーマーケットで購入した食材で自炊をすることが多かったでしょうか．レジデントの時は，アジアンフードのテイクアウトもよくしていました．

　海外で最初に大変だったことは，英語での仕事上のコミュニケーションであったことは今でもよく覚えています．私は自分の研究グラントがあったため，お金の話に到るまで，慣れない会話を英語で教授らと対等に行わなければならなかったことが一番辛かったこととしてよく覚えています．留学の最初の1年間は周りに日本人の方がいない環境が長く，言いたいことが英語で発言できない辛さがありました．泣きそうになってトイレに駆け込むようなこともよくありました．2年目になって，そういえば最近泣いてないなと気づくようになって，自分がだんだん言いたいことが言えるようになってきたのを覚えています．それでも電話でのコミュニケーションなどが何の緊張もなく行えるようになってきたのは，3年目くらいからでしょうか．私は最初が研究職だったため，ある程度ゆっくりしたスピードでのコミュニケーションでも不都合が少なかったように思います．研究室の方々は，留学生の対応にも慣れていて，ラボ内でのコミュニケーションは特に問題なく和やかでした．ただ英語でのプレゼンテーションが頻繁にありましたし，論文を読むジャーナルクラブなどで発言をしなければならない状況はしばらく緊張してい

林　千絵（ボストン大学／ハーバード大学）

たように思います．

　私は歯科医師ですが，医学部に留学していたため，研究者としても医療従事者としても幅広いものの見方がよりできるようになったことをよく覚えています．その中でもよく覚えている体験があります．ラボメイトが American Academy of Arts and Sciences の会合の傍聴に行こうと言うのです．この学会は，かつて John Hanchock によって設立されて，Benjamin Franklin, George Washington, Thomas Jefferson らも所属していたと言われています．医学の著名な先生方が米国の未来についてディスカッションが行われているのを傍聴でき，民主主義とはこのようなものかとびっくりしたことを覚えています．研究は日本でもできるのかもしれませんが，このような世界の新しい一面を見ることは，自国にいてはできないこともあるとその時強く思い，留学してよかったなと心から思ったことを覚えています．研究も自分で計画，実行していくと言う自主性を一番に学んだように思います．それから，科学的に発見したことがどのように医療に結びついていくのかと言うことを常に考えて，ラボの外に発信していく大切さと言うものを学びました．それから私の Genco Lab でのボスは女性でしたので，女性のリーダーシップと言うものを側でみて学ぶことができました．米国では，女性のプロフェッショナリズムと言うものが日本とは違って見えましたが，苦労す

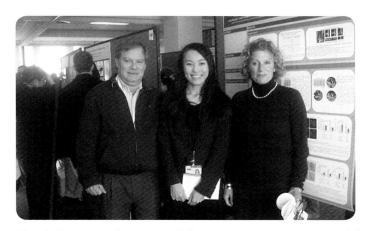

研究で留学していた時の Boston 大学の Research Day でポスター発表
左：Dr. Jim Hamilton，中：筆者，右：Dr. Caloline Genco

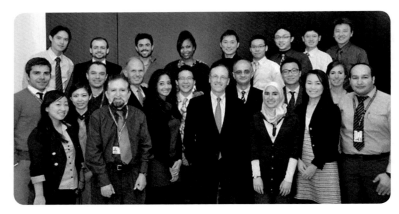

ハーバード大学の歯周病学分野

る点などはやはり存在するもので，それらをボスから直接学ぶことができたのも，かけがえのない経験となっています．5年間ポスドクをして，基礎研究だけをする経験を積んだことは，臨床をより深く理解することに繋がっており，臨床をしている今でも患者により深い説明をできることが，説得力を増していることに役立っていると感じます．この頃行っていた歯周病と動脈硬化の関連性の研究をまとめたレビューは，のちに歯周病学分野の米国のレジデントたちから読んだよと，直接感想をいただくことが米国歯周病学会などで時々あり，自分の行った基礎研究が臨床家の知識につながっていくんだと言うことを体験することができ，基礎研究の意義と言うものを身にしみて感じたことを覚えています．私は，大学の非常勤講師をしており，よく臨床と研究の間で揺れ動く学生さんや若い歯科医師の方から質問を受けます．大学では基礎研究をしているが，臨床にもっと取り組みたいなどの意見は非常に多く耳にするところです．どちらもやらないとない物ねだりなのでしょう．私はどちらもやりました．自分の興味に素直に従って，自己の興味にまっすぐに突き進むことが私は人生の醍醐味だと思っていますので，その通りに行動してきました．若い歯科医師の方々には，先輩の意見に耳を傾けつつ，しかし自己の理想を全うする方向にぜひエネルギーを傾けていただきたいと思います．一人ひとりのピュアな力こそ，何かを変えていく大きな力に繋がると私は信じています．

林　　千絵（ボストン大学／ハーバード大学）

　この後の歯周病学分野でのレジデントの経験においては，また基礎研究を行っていた頃と違った経験をたくさんすることができました．この頃私は米国に住んで5年が経過しておりましたので，コミュニケーションに関してはほぼ問題がない状態でした．レジデントのプログラムでは，英語での授業がほとんどでしたが，この理解は問題がありませんでした．授業も少人数の発言を多く含んだ形式のものが多かったため，留学してすぐの方々は相当大変なのではないかと思っています．

　プログラムでは，プレゼンテーションをする機会が研究時代に比べてはるかに多かったため，プレゼンテーションをするのは得意になったと思います．ストーリーを展開しながら何を伝えたいのかということに重点を置く内容が多く，よりメッセージ性の強いプレゼンテーションができるようになったと思います．また，レジデントルームでも常におしゃべりをしていたり，クリニックでも患者もよくおしゃべりするので，英語での会話をしている時間が長かったため，もう上達することがないと思っていた英語もレジデント時代に少し上達したと思います．それでもこの頃，プロフェッショナルとして話す英語では，アクセントを減らしたり，語彙を増やすなどのもっと踏み込んだトレーニングが必要だと感じていました．

海外へ出るメリット・デメリット

　メリットとしては，総じて人としての見地を深められるということに尽きると思います．歯科医師として研究者として，臨床家としてという細かいことよりも，自国にいただけではわからない，もっと広い情報を得ることができます．私は特に女性として，国際的に活躍するための女性としての心構えや振る舞いなどについては，米国に住むことによって，よく知ることができました．日本の女性としていい面があることもわかりますが，留学前は何かフワフワとしたアジア女性特有なものが自分にあったことが客観的にわかるようになり，やはり外から自分を客観的に見ることは必要であることを感じました．また言語は非常に大切なものであることを学びました．歯科医師として，日常会話が英語でできる以上の能力がプロフェッショナルとして求められることを体感し，8年の留学期間は私にとって，プロフェッショナルとしての自信を与えて

くれました．

　デメリットは，資金がかかったことと，結婚や出産などの適齢期に重なっていることから，いわゆる一般的な人生を送ることにはならなかったことでしょうか．それでも自分が欲するものを追求できる満足のいく人生を今の所歩んでいますので，それは個々人の捉え方次第で，私にとっては本当にデメリットであったかはわかりません．

歯科医師／研究者として，海外留学とキャリアアップ・現在の仕事に反映している事柄

　私が留学して得たものは今までここに書かせていただいたことに加えて，ボストン留学時代に知り合った友人たちとの繋がりがあります．日本にいても知り合う機会があったこととは思いますが，学ぶ場所が違っていても，同じ都市，または国で同時期に苦労を共にして学んだ仲間たちは，学友というような認識があり，今の私にとっては宝のように思えます．先輩方が築き上げてきてくれた歯科医師としての米国留学というものを，私たちの世代は次の世代に受け渡ししていくことに加えて，私たちの世代が新しく築き，発信していけるものを作っていくうえで，やはり同志というものは必要です．それが留学時代の学友たちであると私

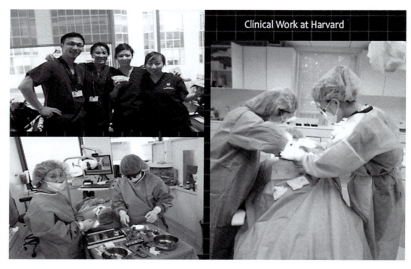

ハーバード大学留学時，同級生レジデントと，オペ実習風景

林　　千絵（ボストン大学／ハーバード大学）

は確信しています．

　歯周病分野に限って言えば，米国の臨床プログラムで培ったスキルは，日本においては私費診療でないと行うことが非常に難しい状況であると言えます．われわれの世代で米国で勉強したものを新しく反映できているなと感じることは，歯周病，インプラント専門医として，他のスペシャリストと一緒にその専門性を発揮して専門分野を担当して診療を行うということです．私も今勤めているクリニークデュボワでは，専門医として勤務しています．最初はなかったものを作るのには苦労もありましたが，すでに interdiciplinary approach が作り上げられた中で常勤の勤務形態で，歯周病専門としての仕事ができています．自分がこのように努力していくことで，今後米国から帰ってくる歯周病専門医たちにもしっかり良い部分を今の日本の歯科界に少しずつ浸透させていけるように手本となっていきたいと思います．

　そして，私は留学は『経験』という言葉に尽きると思います．思い悩むことも必要なのかもしれませんが，私は常に，メンターであった Dr. Paul Schnitman から講演前に言われていた言葉を，これを読んでいる皆さんにお届けしたいと思います．"Go and Shine!!!! Just Go and Shine!!!!" 行きたいと思う心の思うままに行って経験していただきたいなと思います．経験はどんなものであっても己の負になることはないと私は思います．みなさんの明るい未来を願っております．

古屋　純一
（東京医科歯科大学大学院地域・福祉口腔機能管理学分野）

留学・研修先：Harvard School of Dental Medicine（HSDM），Department of Restorative Dentistry and Biomaterials Sciences.

留学・研修先期間：2013年1月〜2014年3月．岩手医科大学歯学部補綴・インプラント学講座　勤務（当時）

留学までの準備状況：
1. 上司の許可と紹介を経て，共同研究予算の申請などから，留学を決定．6カ月前から準備を始めたと思います．先方への打診もその頃から始めていました．DS-2019をもらわないと何もできないので，それをいかに早くもらえるか，まずはそこからでしょう．
2. 英会話スクールには後述する理由があったため，15時間くらい通いました．それ以外は通常業務に流されて何もできませんでした．ある程度，英語を話す機会があるならば，時間とお金を使ってわざわざ行くだけの効果があるかどうかは疑問があります．
3. 記憶が曖昧ですが，必要な書類は，留学先を探すためなのか，DS-2019のためなのか，J1ビザのためなのか，Limited Dental Licenseのためなのか等，目的によって変わると思います．所属長からの推薦状は必須ですので，上司の了解なしには留学はできません．国によっては，留学終了後に所属先に戻ることや，留学中の資金（給与等）が明記された書類も求められるかもしれません．

留学を志した動機・時期・期間：卒業してすぐは特に留学は考えていませんでしたが，30代になり，大学に所属していたので，開業したらできないことをしたいと考えていました．時期は32歳（卒業後7年目）．期間は講座内に人が少なく，研究や教育，高齢者歯科診療の立ち上げに時間をとられ，気がついたら40歳になっていました．上司の異動を機に留学熱が再燃し，講座合併によって人的余裕が増え，これを最後の機会だと思い，周囲の協力もあり，半年間の準備で留学を実現することができました．

現地での基本的な生活：下見と挨拶のために，留学前に現地に伺った際に，だいたいの街の雰囲気を掴み，どこあたりが安全か，便利か等を把握しました．Webで日系の不動産会社の情報を見ていましたが，家族連れだったこともあり，希望の物件がなかなかありませんでした．自分の場合は，セットアップにかけている時間があまりなかったので，現地のコーディネーターを雇い，留学開始初期の生活の立ち上げを一任しました．住居の手配と契約，電話・ケーブルテレビ・インターネット契約（これが結構面倒です），銀行口座契約，生活必需品の買い出しを担当してくれました．費用はまあまあ納得できる金額でした．良い方がいればセットアップを頼んでしまうのも楽だと思います．私の場合は，留学先のBossや直属の上司の協力もあり，自分で行ったのは，SSNの申請とHSDMでの留学手続きで，とてもありがたかったです．留学期間が長い方は，必要に応じて，運転免許の取得だけは忘れずにした方が良いですね．また，現地で先に留学生活されている方がいれば，直にお話を伺うことがとても大切です．家族のアリなし，車のアリなしでも生活は変わりますので，生活の方針を事前に決めておくことが大事です．自分の場合は，車は購入せず，カーシェアリングサービスを使いました．Webですべて完結するサービスで，私が住んでいた地域では至る所にあり，不便はまったく感じませんでした．さらに留学先の大学で安く契約できたのもポイントでした．私は子どもが小さかったので，Nurseryに預けてましたが，学校にいれる場合には特に，現地の方からの情報が必要だと思います．携帯電話，特にスマホは必需品です．自分の場合は，SIMフリーのスマホを持っていき，現地でSIMを購入して，到着初日からPrepaidで使っていました．年単位の契約が不要になりますし，お店に行かずにWebで完結しますので，これが一番楽だと思います．引越はどこの業者も大差ないと思いますが，1年程度であれば，送る荷物はなるべく少なくするのが良いでしょう．

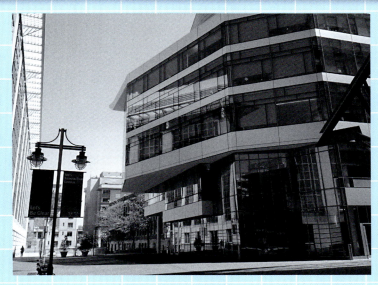

留学先のHSDM：手前の近代的な建物が研究・教育棟，奥が臨床棟．

個人の体験談や感想，海外留学生活の紹介

　冬に留学開始だったのですが，留学先のボストンも冬が寒く，岩手にいた私でも最初は環境に慣れるのにも時間がかかりました．部屋によっては，冷暖房環境があまり良くなくて，24時間メインテナンスによく電話して「今すぐ来てくれ」と言い続けたのを覚えています．
　仕事の方は，少しずつ慣れれば良いよと言われていたのもあり，平日の空いた時間で，現地の IELTS 対応英会話に通いました．と言うのも，Limited Dental License を取得するように留学先の Boss から言われており，English proficiency として IELTS 7.0 以上，TOEFL iBT 90 以上を求められていたからです．日本にいる時は，正直なところ英語の勉強はほとんどやっている時間がなかったため，IELTS 受験予約を複数回とり，試験を受ける＝勉強と自分に言い聞かせていた気がします．留学前のスコアは5.0～6.5で，6.5の壁が結構高かったと記憶しています．風邪を引きながら受けた留学後の最初のテストで7.0に到達し，無事に Limited dental license を取得することができました．期待していなかった分，嬉しかったのをよく覚えています．
　その後は，Boss や直属の上司，周囲からの温かい支援によって，Harvard Dental Center の Part-time faculty として採用されることになり，Teaching Practice で学生の臨床実習ライターを担当していました．慣れない外国での診療には苦労もありました．一部の学生からは Denture Master と冗談めいた名前をつけられていたのですが，学生から個人トレーについて質問をされた際に，緊張のあまり個人トレーの「柄」を英語で言うことができず（Handle と言います），とても恥ずかしかったことをよく覚えています．それでも，段々と診療にも慣れて，米国人の患者さんに，英語で説明して，印象採得をしたり，形成を直したり，学生やライター同士で意見を交換したりした時間は，私の留学経験の中で最も貴重で素晴らしい体験となりました．さらに，補綴に関連するほとんどの講義や模型実習に参加させていただくことができたため，講義と模型実習のつながり，模型実習から臨床実習へのつながりなど，日米の様々な違いを学び，教育に関する様々な経験を積むことができたことは，大学教員として極めて有意義なことでした．研究について

の詳細は省きますが，いくつかの Research project に参加しながら，日本から持っていった複数の仕事を仕上げることができ，まとまった時間を研究に向けられるのも，留学のメリットだったと思っています．

プライベートでは，休みの度に家族を連れてあちこちに出かけましたが，これも日本ではなかなかできなかったことかもしれません（働き方改革が問われているいま，そうではいけないはずですが）．特に，Florida や California に行き，米国を代表するような広大な空の高さと青さの下，地ビールでのどを潤すのは格別の楽しみでした（ボストンには Samuel Adams という地ビールがあり，帰国後も地ビールにはまっています）．もっとも，ホテル代を奮発して連れて行ったせっかくの Disney world も，当時2歳だった娘は記憶にないそうです．

海外へ出るメリット・デメリット

デメリットは独身の方にとっては，お金がかかること以外には，特にないと思います．費用は人数と場所によりますが，おおむね一年間で300～500万くらいはかかります．さらに，家族がいる方にとっては，子どもの学校や親の介護等の問題があると，少しハードルは高くなるかもしれません．自分の場合は留学中に父親が急逝しており，その時は心身ともに大変でした．

メリットは色々ありますが，知識や技術を学ぶというメリットは，現代の留学には少なくなってきていると思います．しかし，現在でも，その場所で，体験し，そこで働かないと（学生なら学ばないと）わからないことが存在することは紛れもない事実です．国際的な場所や人々の間で，自分の立ち位置を知る，というのが，留学の最大のメリットであり，スタートだと思います．

歯科医師／研究者として，海外留学とキャリアアップ・現在の仕事に反映している事柄

留学＝キャリアアップとは思いません．自分の場合は，前述したとおり，留学することで自分の立ち位置を知ることができ，自分に足りないもの，自分が優れているものを理解しました．国際的な場で，自分のウリをきちんと整理できたことで，大学教員として目指すべき方向性が固まったと思います．また，海外で働いた経験によって，日本での教員の

在り方や，物事の考え方については，少なからず影響を受けていると思います．それらが，結果として，今のキャリアには繋がっているかもしれません．好きなことだけやってそれが仕事になる人はごく一部です．多くの人にとっては，どんな仕事でも大変な部分はあるので，楽しみをみつけていくことが大事です．そもそも仕事は，家族や自分を幸せにする方策なのですから，どのみち働くなら楽しく働いた方が良いです．そういう意味では，謙虚にかつ大胆に展開する仕事のバランスや，ワークライフバランスは，海外留学によってよくわかるかもしれません．また，留学することで始める物事もあります．自分も，留学を決めたからこそ，Limited Dental License を取ることになり，そのまま米国に残って教員になる道もあったかもしれません．私は帰国後，職場を異動して，以前とはまた少し違う仕事をしています．人生はどうなるか分からない，だから面白い，くらいに考えておき，悩んでいるなら留学することを強く推奨します．行けばわかるさ，です．

　個人的に推奨したいことは，何者かになってから留学した方が良いということです．情報化社会であり，海外を含め，多くの情報が日本にいながらにして手に入ります．極端なことを言えば，「学びにいく」という姿勢だけで得られるものは日本にいても手に入る可能性が高いです．ですから，自分が何者で，そこで何をしたいのか？，それらを明確にすることで，いま自分がすべきことや留学先でしたいこと，自分が行きたい留学先が見えてくると思います．ただし，現実には，様々な困難があり，当初の予定と異なり，留学すること自体が目的になってしまうこともよくあります．その場合でも，それはそれで良いと受け止め，そこから何をできるか？を考え，限られた時間の中で精一杯楽しんでくることです．大事なことは，楽しみをみつけ，地道にやっていれば誰かがきちんと見ていてくれます．留学中に限らず，計画中・準備中に思い通りにいかないことがたくさんあるかもしれませんが，それも一緒に楽しんでいくのが，留学というものなのです．

　自分が何者か分かっていれば，留学に対するハードルも低くなります．なぜなら，自分の武器を知っている人間は，どこの世界でもきちんと自分を俯瞰し，求められる役割を果たすことができるからです．ですが，自分の武器とは，仕事や研究に対する才能ではありません．まず体

古屋　純一（ハーバード大学）

力，そして人柄が実は一番大事なのです．優秀でも，すぐ感情的になるような性格であれば，誰もサポートしてくれないのです．

　先日も実感したことなのですが，留学に踏み切れない人は，いまの仕事やキャリアを捨てることを恐れている人が多い印象があります．留学によって自分の研究のキャリアが途切れたとしても，気にしないことです．そんなことであなたの人生は終わりません．それであなたのキャリアが閉ざされるような仕事は止めて，次に行きましょう．生き残ることに大事なのは，時に逃げる勇気でもあるのです．いずれ人生は限られた時間での選択の連続なのですから，たまにビールで愚痴を流し込みつつ，自分の選択を楽しんでしまうことです．留学中は仕事がうまく進まず辛かったなぁと思うよりも，留学中は遊んでばっかりで楽しかったなぁと思う方が，同じことでもあなたの人生を肯定してくれるはずです．まず，やってみる，それから考えればよいのです．

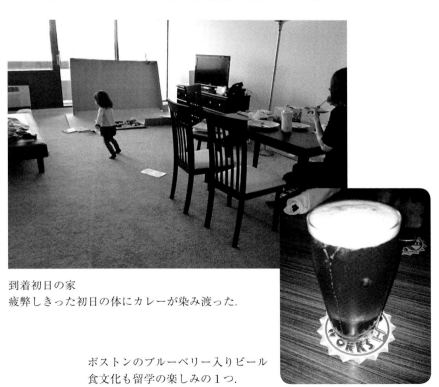

到着初日の家
疲弊しきった初日の体にカレーが染み渡った．

ボストンのブルーベリー入りビール
食文化も留学の楽しみの1つ．

松尾　浩一郎
（藤田保健衛生大学医学部歯科・口腔外科教授）

留学・研修先：米国ジョンズホプキンス大学リハビリテーション講座で，VFや筋電図を用いた咀嚼嚥下の生理学的研究を行う．

留学・研修先期間：

2002/04-05/06
Post Doctoral Research Fellowship, Swallowing and Oral Function Laboratory, Department of Physical Medicine and Rehabilitation, **Johns Hopkins University**, Baltimore, MD, USA

2005/07-08/03
Assistant Professor and Laboratory Manager, Swallowing and Oral Function Laboratory, Department of Physical Medicine and Rehabilitation, **Johns Hopkins University**

留学までの準備状況：
1. 留学先の決定，先方への打診や手続き等
　　大学院2年次に国内留学した藤田保健衛生大学医学部リハビリテーション医学講座教授の才藤栄一先生からの紹介で留学先が決まりました．留学先のジョンズホプキンス大学へは，藤田保健衛生大学から1年ごとにドクターが留学していました．その一人として私も留学することができました．
2. 語学（TOEFL，TOEIC，英会話スクール等）の準備期間や目安
　　語学は，なんとかなるかと思って，ほぼ準備をしませんでした．留学前にTOEFLも試しに受けてみましたが，Community collegeにも入学できないレベルでした．おかげで，留学後に相当痛い目を見ることになりました．できるだけ，留学前からできる範囲の努力はしておいた方が良いと思います．
3. 必要な書類など（在学時の成績証明，大学や指導歯科医からの推薦状等）
　　在学時の成績証明，研究留学ビザ申請用書類一式，貯金残高証明など．うろ覚えですが．

留学を志した動機・時期・期間：学生5年の時に，開業ではなく，大学で働くことを決意し，そのためには海外留学経験は必須だと考えたため，留学することを決意しまし

た.時期は歯学部5年生の時でした.期間は準備から5年.実際の手続き開始からは,半年弱で留学ビザ取得となりました.

現地での基本的な生活(生活に必要な準備):留学先には,前任者がいたため,1週間の引継期間で,アパートの契約,生活のセットアップや研究室での準備などをすべてを手伝ってもらいました.住居の手配も前任者にお願いし,家具と車は前任者から購入したため,ほとんど苦労はなかったです.

　ボルチモア市では,ダウンタウンの治安が非常に悪いため,市郊外のアパートに一人暮らしし,自動車で通勤していました.食事は基本的に自炊です.近くに日本食スーパーはありませんでしたが,車で40分くらいのところに韓国スーパーがあったので,コメや調味料など必要なものは,週末にそこで調達できました.外食するところはあまりなかったですが,友達とどこか行くとしたら,スポーツバーでハンバーガーとビールといったところが多かった気がします.ボルチモアの日本食レストランは,ほとんどが韓国人,中国人が経営しているもので,本当の日本食が食べたい場合にはちょっと物足りない感じがしました.どうしても日本食が食べたくなるので,そういうときには,ニューヨークまで車で行き(300km),日本食レストランや居酒屋などを堪能してました.

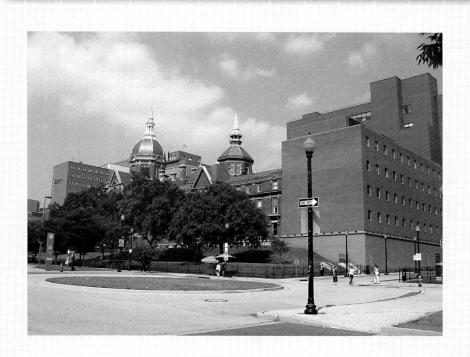

個人の体験談や感想，海外留学生活の紹介

　職場は，やはり多くの人は朝早く出勤して，夕方とっとと帰宅していました．私も，他の人よりは帰宅は遅かったですが，夜7時には帰宅し，週末もほとんど仕事しなかったので，オフの時間は自分のことに多く時間を使うことができました．日本は，ベースとしてワーカフォリックなところがあるのと，残業を礼賛するような文化があるため，だらだらと職場に残っているような気がします．米国は，ちゃちゃっと仕事をしてさっさと帰るという風潮です．

　私は，最初の3年間はポスドクで，後半の3年間はFaculty（正職員）として働きました．この，前半の3年間と後半の3年間では，職場での大変さがまったく異なりました．1年目は，日本の研究助成費で留学しました．2年目は，ボスが申請してくれたResearch fellowshipから給与を支給され，3年目は，ボスの研究費から給料をもらいました．4年目からは，Faculty（正職員）になったので，講座から給与をもらいました．最初の3年間は，研究員という立場なので，給与を支給されていると言っても，一研究員です．しかし，後半は，Facultyなので，講座の一職員です．この責任の違いは非常に大きなプレッシャーになりました．しかも，医学部の臨床系の教室で，わたし以外は米国人という環境です．3年間ポスドクで過ごしたといっても，英語力はたかが知れていますし，研究実績もほとんどありません．グループディスカッションでは，途中から何を話しているのかも分からないし，つらいときに愚痴を言い合える仲間もいませんでした．私は，日本人だから，英語が話せないから，という理由で下に見られたりするのがとても嫌だったので，なんとかして一人前に頑張ろうと思っていたのですが，やはりどうにもならないことも数多くあり，悔しい思いもたくさんしました．Facultyになった3年間の職場生活でメンタルが相当強くなったと思っています．あの3年間よりも辛いことも孤独なことも二度とないだろうと今でも思っております．あの頃を思い返せば，今どんなに忙しくても，辛いことがあっても，余裕で頑張ることができます．

　私は，留学してからゴルフを始めました．米国は，ゴルフのプレー代が日本と比べるととても安く，私の家の近くのパブリックのゴルフ場だ

松尾　浩一郎（ジョンズホプキンス大学）

と，1回25ドル程度でした．プレーもスルーで回れるので，3年目くらいからは，毎週土日の午前中に，ゴルフに没頭しておりました．また，冬にスキーをするのですが，東海岸沿いはあまり高い山がありません．ですので，ホリデーシーズンには，飛行機に乗って，カナダのウィスラー，ソルトレークシティー，コロラド州のベイルなど日本と比べものにならないくらいの広さのスキー場でスキーを楽しむことができました．

英語学校などで知り合った知人達とは，自分の家でホームパーティーを開いたり，外に飲みに行ったりして，楽しい時間を過ごしておりました．皆，海外から米国に留学してきている人たちなので，彼らとの異文化の交流からは，多くのことを学ぶことができました．いまだに彼らとはFacebookでいいね！したり，海外の学会でばったり会ったりと，ゆるくつながっています．

海外へ出るメリット・デメリット

メリット：海外に出ることで，日本を客観的に眺めることができます．日本で常識だと思っていたことが，外から見ると非常識であることが多々ありました．米国は多人種の国ですので，様々な文化に触れることになります．またその背景にある宗教観なども学ぶことができました．米国という国の実態もよくわかりました．米国という国の実状は，日本からのステレオタイプの米国観とはまったく異なるものでした．

デメリット：研究のみでの留学だったので，臨床経験を積むことができませんでした．また，27歳から33歳までの，いわゆる適齢期に留学していたので，友人，知人の結婚式にはほとんど参加できませんでした．

歯科医師／研究者として，海外留学とキャリアアップ・現在の仕事に反映している事柄

海外留学は，私のキャリア形成において欠かせない経験でした．留学先の大学は，全米でも1, 2を争うMedical schoolで，National Institute of Healthからも全米一研究費を獲得している大学です．そこでは，日本ではなかなか習うことができない，論文や研究費の書き方，研究倫理，プレゼンテーションの仕方などのセミナーが多く開催され，受講す

ることができました．また，研究デザインに関する継続した授業も受講できました．これらのセミナーの受講は，帰国後の研究費の獲得や論文作成などに非常に役立っています．

　留学当初の私の英語力は，惨憺たるものでしたが，留学後は，心を改め，4年間くらい週2で英語学校に通いました．英語学校では，スピーキングの講義では，small discussion やクラスメイト全員の前での発表や先生と1対1での発音の練習などを行い，ライティングでは，Topic sentence や文章校正など基本的なことを学ぶことができました．積極的に，他の国から来ている生徒ともコミュニケーションを図るようにしました．この積極性を持つようになったきっかけは，最初の英語学校に行ったときに知り合った中国人でした．2人で会話の練習をしていたのですが，会話の途中で，私が言葉が出ずにモゴモゴしていたら，「何か話さないといいたいことは伝わらないから，とりあえず何かしゃべったらどう」と言われました．このとき，確かに文法を間違わないようにとかrの発音に気をつけなければといろいろ考えても，言葉にしなければ始まらないと実感し，その後は，変な言葉使いでも，文法が変でも，とにかく話そうと心がけるようになりました．家でもドラマをずっと見て，研究室でも英語を話すように心がけることにしました．そのおかげで，英語力もだいぶ身につきましたが，それが実感できたのは，留学してから5年目くらいでした．ベースが低かったという問題もありますが，留学するだけでは英語は上達しません．やはり留学後の努力が必要だと思います．

　この英語ネイティブの国で培った英語力は，現在の仕事でも活きています．英語が苦手な日本人研究者が多い中で，論文作成や海外の学会での発表，講演，ディスカッションなどが普通にこなせますし，学会などで外国人に名前を覚えてもらうことも多く，他人にない自分の優位性を出すことができています．海外を旅行することにも慣れたので，国際学会での発表は，国内学会とほぼ同じ感覚でできます．今後，グローバル化が進んだときに，語学力は必須だと思っていますので，留学による英語力の獲得は，大きなメリットであったと考えています．

　また，Faculty になった4年目からは，ボスとともに研究室を立ち上げ，実験の準備や研究室の運営などはほぼ1人で行っていましたので，

松尾　浩一郎（ジョンズホプキンス大学）

そこで多くの経験を積むことができました（図）．また研究室でのミーティングなどでは，全員とにかくよくしゃべるので，自分をアピールするためにもディスカッションで積極的に発言するようになりました．しかし，日本では，部下が上司に意見を言うという文化がないので，帰国後は，そのギャップに苦労しました．

　人生は1回きりです．人生のある期間を，日本を出て，海外で過ごすという経験は，後々の人生でかけがえのない財産になるのは間違いありません．留学できるチャンスがあるならば，行くことをお勧めしますし，そのチャンスは自分で探すものでもあります．留学したいけれども，あれやこれやの障壁もあるかと思います．しかし，行って損することほとんどありませんし，プラスになることばかりです．

　何はともあれ，迷わず行けよ，行けば分かるさ．です．

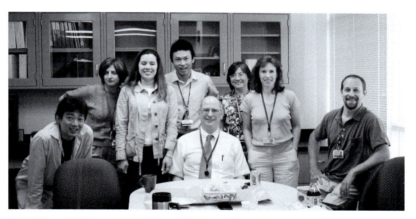

図　研究室のボス，Jeffey Palmer教授の誕生日を研究室のメンバーと祝っているときの写真．

諸井　英忠

(アメリカ合衆国，マサチューセッツ州，ボストン市開業／
Assistant Clinical Professor. Tufts University, School of Dental Medicine. Department of Periodontology.)

留学・研修先：Tufts University, School of Dental Medicine. Department of Periodontology

留学・研修先期間：
09/1992-07/1995 Postdoctoral Periodontology Program
09/1996-11/1998 Dental International Student Program（DMD Program）

留学までの準備状況：
　歯科大学5年生頃から英会話スクールに通い始めました．TOEFLは参考書，過去問で準備して，歯科大学卒業時には当時の550点を獲得していました．
　米国歯科医師会が発行していた留学ガイドを基にして，東海岸の歯科大学を中心に留学先を探しました．必要書類を留学希望先の大学から取り寄せ，入学希望時期の約1年前に出願しました．歯科大学の成績証明書と教授からの推薦状3通が必要でした．
　書類選考，面接を経て，正式に留学することに決まりました（インターネットのない時代でしたので，やりとりのほとんどは郵便で，あるいは電話でした）．
　学生ビザの申請，交付を受けて，プログラム開始の約1カ月半前に渡米しました．
　当時，ペリオのプログラムは通常2年間だったのですが，私の語学力で臨床実習と学科科目の履修を両立するのは困難だろうとの判断で，最初の一年は学科科目の履修に専念し，後の2年間に臨床実習に集中するという特別のプログラムを組んでいただきました．

留学を志した動機・時期・期間：歯科大学の5, 6年の頃になると，5年後，10年後の自分の姿が想像できるようになりました．大学を卒業して勤務を始めて，大学の先輩，周囲の歯科医師を眺めてみて，改めて5年後，10年後の自分を想像してひどく落胆するようになりました．この頃から漠然と海外留学を考え始めました．歯科大学卒業後，幸運にも米国に留学を経験された先生方と接する機会に恵まれ，それまで持っていた概念とは違う歯科の世界を見せていただくことができました．米国留学が具体的に，より現実的になってきたのがこの頃でした．**時期**は歯科大学の5, 6年の頃から漠然と海外留学を考え

ていました．米国留学を確定したのは卒後1年くらいでした．期間は明確な準備期間というものはありませんでしたが，漠然と海外留学を意識し始めたのは大学5年生頃でした．

現地での基本的な生活：まず，留学先から徒歩圏で予算内のアパートが見つかりました．日本人の不動産エージェントを使いましたので契約も予想していたより簡単にすみました．しかし，銀行口座の開設，ソーシャルセキュリティナンバー，運転免許証の取得，電話，電気の開設等，全く予備知識がなく全くの手探り状態の連続でした．
　自炊を基本にしていましたが，チャイナタウンがすぐそばにありましたので，安く外食もできたので助かりました．

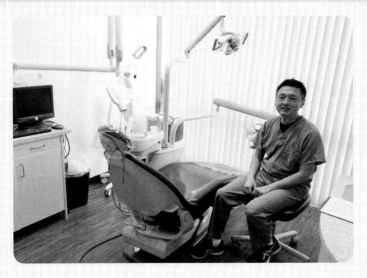

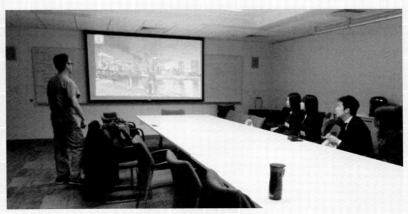

個人の体験談や感想，海外留学生活の紹介

　私が留学していた頃，学内に日本人の学生は私一人だけでした（日本人の教員はおられましたが）．オリエンテーション初日から，自分の英語力のなさを痛感させられました．授業が始まるとまるでKOパンチを受けたかのように思いました．全く授業についていけなかったのです．それなりに準備をしていたつもりでしたし，英語力にはそれなりに自信があったのですが，全くの慢心でした．授業を聴きながら，スライドを読んで，ノートを同時にとる，留学開始直後の私にできる芸当ではありませんでした．教授から講義を録音する許可をもらいました．講義中は聞くことにまず専念しました．そして，クラスメートから講義のノートを借りて，講義の録音を聴きながら復習と自分のノートを作りました．それでも最初は試験にパスするのがやっとでした．良い成績からはほど遠かったです．

　課題の文献は，毎週，毎週山のようにあり，辞書を片手に連日連夜悪戦苦闘．それでもクラスでディスカッションに参加するなんて，到底できませんでした．なんとなく努力の結果が感じられるようになったのは，1年半くらい経ってからでしょうか．今から思い返しますと，自分の人生の中で，一番，集中して，学問に真剣に取り組んだのはこの頃でした．アパートにはテレビもありませんでした（あっても見ている暇はなかったでしょうが）．

　ペリオのプログラム2年生くらいから卒業後の進路を考え始めました．米国で自分の可能性を試してみたい，その思いが強くなり，米国で歯科医師免許を取得することを決めました．

　ペリオプログラム卒業後，1年間のインプラント製造会社でのインターンシップを経て，歯科大学3年生に編入しました．米国，マサチューセッツ州で歯科医師免許を取得するためには米国の歯科大学を卒業する必要があるからです．米国では歯科医師免許は各州ごとに発行され，各州ごとに取得する条件が違います．何はともあれ，辛かったペリオのプログラムに比べるとここでの2年間は，ストレスが少なかったです．

　その後，歯科医師免許の取得，就職，そして大学での教育にも携わり

諸井　英忠（タフツ大学）

ながら今日に至っています．

海外へ出るメリット・デメリット

　留学の費用とその期間中の収入のロスの合計はかなりの額になります．

　文化，価値観の異なる国での生活から得られる経験は，何物にも変え難いでしょう．留学する目的は人それぞれです．これを成功に導くのは，本人の強い信念と努力なしにはあり得ません．留学経験に価値を見いだせるか，本人次第でしょう．

歯科医師／研究者として，海外留学とキャリアアップ・現在の仕事に反映している事柄

　米国の歯科大学に留学して開業，そして大学での教育にも関わり，かれこれ25年経ちました．日本人の歯科学生，歯科医師の方々から留学に関するアドバイスを求められる事がよくあります．まず，第一に，英語力アップ，そしてTOEFLの克服，米国留学を考える必要最低条件です．TOEFLの準備に6カ月で十分な人もいれば，2年かけても十分でない人もいるでしょう．ただ留学を考えているのであれば，今すぐ準備を始めても早くは絶対ありません．

　外国語でのcommunication，discussion，debate，presentation，日本人が最も苦手とするところでしょう．しかしながら留学を成功させるためには絶対に不可欠です．日本での価値観，常識は通用しません．米国で留学生は珍しいものではないのです．誰もあなたを特別扱いしません．アグレッシブすぎることを日本人は嫌いますが，少々アグレッシブすぎるくらいでないと何にも得られません．留学を実現，成功に導けるのは，あなた自身の強い信念に基づいた努力と行動力のみです．

八幡　祥生
（昭和大学歯学部歯科保存学講座歯内治療学部門）

留学・研修先：West Virginia University（Department of Endodontics），National Institute of Standards and Technology（ADA foundation Volpe Research Center）（マイクロCTを用いた根管治療の新規技術に関する研究）．

留学・研修先期間：
2014年10月～2016年8月　Visiting Assistant Professor
@ Department of Endodontics, West Virginia University School of Dentistry
2015年3月～2016年8月　Visiting Scholar
@ ADA foundation Volpe Research Center, National Institute of Standards and Technology

留学までの準備状況：
1. 元々，大学院時代の恩師が留学先の准教授と知り合いだった．私は，大学院生時代の海外学会参加時に，その准教授と直接知り合う機会を得た．
　　その後しばらくしてから，留学希望の相談を恩師にしたところ，留学先准教授にその意思を取り次いでいただいた．実際に留学する前には，1週間ほど現地を見学する機会があり，その後，留学先への受け入れを受諾していただいた．
2. 数回のTOEFLを受験し，英語学習の進捗を先方に報告していた．また，英会話については，英会話スクールに1年半通った他，スカイプなども活用した．
3. 歯科医師免許の英訳，大学の卒業証明（英訳），大学院の修了証明（英訳），大学および大学院の成績証明（英訳），Education Credential Evaluators社による成績証明の米国での評価基準への翻訳

留学を志した動機・時期・期間：大学院時代，医局には多くの留学経験のある先生がおり，その先生方の多岐にわたる知識や情報を目の当たりにし，多くの刺激を受けた．
　また，海外，特に米国の歯内療法学会に参加するたび，国内学会との規模や活気の違いを感じていた．自らの臨床，研究両面の幅を広げていくためにも，短期間の研修にとどまらず，ある程度の期間，当地で学ぶことの必要性を感じていた．時期は30歳（卒業後5年目）．期間は実際に留学希望を明確にし，留学するまでには，約4年要した．留学開始

の約1年半前に実際に現地へ行き，1週間見学をした．その後，所属先の昭和大学と留学先の双方から許可をいただくのに1年近くかかった．

現地での基本的な生活：住居：留学先の准教授から留学開始の約6カ月前に米国人ご夫婦を紹介していただいた．そのご夫婦が所有しているコンドミニアムの1室に空きがあり，勤務先からも近かったため，出発前に日本で，Skypeなどで，中を見学させていただいたうえで，米国入国前に契約した．そのため，入国後はホテル滞在を経ず，そのまま住居へ入ることができた．

　ソーシャルセキュリティーナンバー：私のVISAはJ-1（交流訪問者）であり，ソーシャルセキュリティーナンバーを取得可能であったため，入国し，大学に入国したことを報告後，ソーシャルセキュリティーオフィスへ行き，申請を行った．この番号がないとウェストバージニア州では車の免許を取得する際や銀行口座開設の際に，手続きが煩雑となる．私の場合は，ソーシャルセキュリティーカード取得後に，車の免許を取りに行った．

　車：留学先は，車がなくては生活できない環境であったため，当地入り後すぐに，持参した国際免許証でレンタカーを借りた．上述のソーシャルセキュリティーカード取得後に，運転免許の試験を受け（インターネットベースの選択試験と実技）免許を取得した．車を購入する際にも，米国人ご夫婦が共同所有者という名義を貸してくれ，2年間のリース契約で新車を準備することができた．

　ライフライン：住まいはオール電化だったため，電気はすぐに契約した．またテレビとインターネットは，Comcastで契約，携帯電話は，AT&Tで2年契約で購入した．いずれもクレジットヒストリーがないため，場合によってはデポジット（手付金のようなもの，半年後に返金されたりする）として数百ドル支払う必要があった．

　食事：妻と子どもと一緒に現地へ行ったため，食事は基本的に妻が用意した日本食を食べていた．しかし，留学先のウェストバージニア州モーガンタウンは，街の規模が小さく，街には日本食を専門に扱う食料品店がなかった．一番近いところが，ピッツバーグ市内にあったが，車で片道約1時間半要した．醤油・酒などの簡単な日本食材は近くのグローサリーでも扱っていたので，食材は基本的に近くのグローサリーで買っていた．また数カ月に一度，日本食専門のグローサリーや日本食材を多く扱う韓国系のグローサリーへ買い出しに行っていた．また，モーガンタウンには日本人がオーナーの日本食レストランが1軒だけあり，たまにそこで日本食を食べていた．

個人の体験談や感想，海外留学生活の紹介

　留学先の教室には，当時留学生はおらず，また先方も留学生に慣れている訳ではなかったため，最初のうちは特に，英語を含めたコミュニケーションに苦労した．最初の数カ月は，West Virginia 大学内にある，Intensive English Program という外国人向けの英語教育プログラムにも並行して通っていた．その時には，朝7時半くらいに医局へ行き，朝のセミナーに参加した後，3～4時間くらい Intensive English Program を受講，その後また医局へ戻り，研究の続きや，論文抄読の準備を行っていた．時間的にはこの期間が最も苦労したように思う．

　West Virginia 大学では，歯学部学生の講義，模型実習のインストラクターや大学院生の研究指導などの教育に従事することと並行して，自らの研究（マイクロフォーカスX線CTを使用した，各種根管治療手技や新規技術の評価）を行ってきた．研究に際しては，まず実験を始める前の段階，プロトコール作成時点で統計学の専門家とディスカッションを行い，統計学的な見地からの比較の妥当性や，サンプル数の設定について検討を行った．また，マイクロCTの画像解析については，マイクロCTを用いた先進的な研究を数多く行っている，National Institute of Standards and Technology（米国国立標準技術研究所）内の ADA foundation Volpe Research Center と共同研究を行うことができた．West Virginia 大学の准教授の縁から，ADA foundation Volpe Research Center に取り次いでいただき，留学開始から半年近く経った後に，客員研究員として在籍することを受諾していただいた．同研究所は，West Virginia 州の隣，Maryland 州に位置し，車で片道3時間くらいの距離であったが（当時はそれほど遠いと思っていなかったが），何度も通い，画像解析のみに留まらず多くの実験についてのディスカッションを交わす事ができた．

　研究成果は，2年連続で米国歯内療法学会での口頭発表，IADR でのポスター発表，その他共同演者としていくつかのポスター発表を行った．論文も，留学期間中に2本掲載を受諾され，帰国後にも留学時の研究結果を元に論文の執筆を行っている．私の在籍していたところでは，研究に関し，他分野の専門家との連携が非常によくとれており，上手く

八幡　祥生（ウェストバージニア大学）

取り込んでいくことによって，研究そのものの質が上がっていくことを強く実感した．

　また，本来の留学の動機である，米国における専門医のあり方，さらにはその育成過程を学ぶという点においては，歯内療法専門医育成過程の大学院生に向けて行われる各種セミナー（論文抄読，症例検討または外部講師を招いたレクチャー）に参加することでその実際を目の当たりにすることができた（実際には，途中から私も発表者の一員となり，毎週複数の論文をまとめて発表する事に四苦八苦していたのだが）．さらに，Visiting Assistant Professor という教員の立場であったため，彼らの成長を実際に評価する必要があり，その作業を通し，指導する立場から何を見て評価すべきか，何を重視していくのか，を学ぶことができた．

海外へ出るメリット・デメリット

　メリット：やはり，日本にいるだけでは知り得なかった，米国における歯内治療を取り巻く環境や診療，教育の実際を感じられたことは，大きい．特に，2年間という限られた期間，それもその後は日本に帰国することを前提に考えていたので，日本との違いを意識しながら過ごすことで，今の日本の，特にわれわれの分野での問題点のブラッシュアップに役立ったことはもちろん，現状における日本の強みも少なからず意識する事ができたことは間違いない．

　デメリット：英語で一切を行う分，どうしてもインプットとアウトプットにかかる時間が多く取られてしまい，作業効率が遅いと感じる事にフラストレーションが溜まった．また，留学中は，臨床には一切携わっていなかったため，臨床においては約2年間のブランクができた．帰国後は自分のイメージと実際の治療が一致しないことが多く，個人の治療技術の向上または維持という面では，デメリットがあった．

歯科医師／研究者として，海外留学とキャリアアップ・現在の仕事に反映している事柄

　私は，留学終了後は日本に帰国する予定であったので，帰国後に何ができるか，が常に念頭にあった．上述のように，教育などの環境の違いを肌で学んだ事ももちろんではあるが，他に，論文抄読などのセミナーで取り上げられた論文，また外部セミナー等で重要とされていた論文に

すべて目を通し，それらを索引付する，という作業を留学期間を通して行ってきた．元々，大学院生の頃から，論文を読んで，自らの知識，基礎的な学力を向上させることは重要と考えていたが，留学先での論文抄読では，個人の知識に留まらず，それを他者や下の世代へ伝えていく際，系統立てて今までの重要論文が整理されている必要があることを痛感した．幸い，留学先でピックアップされた論文は手元にあり，他にも外部セミナーを通じ，いくつかの他の大学でセレクトされていた論文のリストも手に入れる事ができたため，それらをまとめ上げることができた．これを基に，これから日本でも論拠に基づいた歯内治療をもっと推し進めていくつもりだが，まずは帰国後，私の所属している医局の大学院生向けに，そのリストから論文抄読を行っている．

　総じて，米国の専門医教育を通じて感じたことは，論文を通じた基礎的学力，知識の習得に非常に多くの時間と労力を割いているということである．そしてそれは，必ずしも新しい論文から新たな知識や，現在の潮流を探るということでなく，古典と言えるような古い論文から，一つずつ紐解いて，膨大な量の知識を構築していくという作業であった．もしかしたら，日本での卒後研修は専門医への過程を含めて，やや臨床的なテクニックに偏りすぎなのかもしれないとさえ感じた．これまでの培われてきた知識を，しっかりと身に付けることは，現時点の最新技術を学ぶためではなく，10年後また20年後に技術が進歩した際に，これまでの何が問題点で，それをどう解決しようとしていくのかなどの，本質を見抜く力がついていくのだと思う．

　少なくとも，毎月多くの論文が発表されていく中で，臨床が5年後，10年後と何も変わらないということはあり得ないはずで，持続的に自らが進化していくためにも，専門医となるためには，診療技術だけではなく，純然たる知識が必要だということを痛感した．何よりもこの差異を実際に感じたこと，そして，それを日本で実践していくための礎を築けたことが今回の留学の最大の収穫であったように思う．新たな潮流は，海外学会へ定期的に参加することで感じられるだろうが，地道な日々の積み重ねは，その日々を経験しなければ，認識することは困難だったであろう．

　ぜひ，これから臨床分野の教室に研究留学される先生方は，留学の機

会を，研究にとどまらず，臨床の基礎となる，古典論文を数多く，そして系統立てて読む機会としてほしい．それは，自らの臨床の向上になるばかりでなく，研究テーマを考えるうえで，現在の取り巻く環境，何が分かっていないのか？を見つめ直す良いきっかけとなると思う．

最後に，子どもを含めた家族で留学できたことは，時間の使い方という点からも非常に大きな経験であった．平日は18時すぎには家にいる，週末は2日休みがあるという環境で，家族と過ごす時間はとても増えた．一方で，平日の大学にいる時間に，いかに集中し，創造性を犠牲にせずに，有意義に時間を使うかを考えることができた．非常にメリハリのついた仕事と家庭環境は，これからの生活の面でも大きな糧となったと確信している．

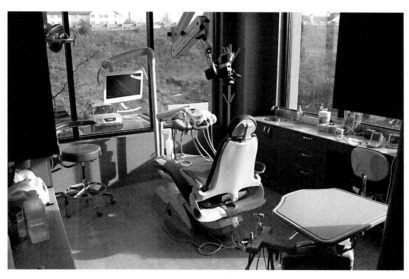

診療室風景

吉川　峰加
（広島大学大学院医歯薬保健学研究科先端歯科補綴学准教授）

留学・研修先：
① シカゴ・ノースウエスタン大学コミュニケーション障害学部（嚥下障害学専攻・ビデオ嚥下造影検査の解析方法に関する研究）
② カルフォルニア州立大学ロサンゼルス校ワイントロープセンター（頭頸部ガン患者の嚥下障害に関する研究）

留学・研修先期間：
① 2004年6月～2005年3月（大学院卒業後すぐ）
② 2011年10月～2012年3月（大学院卒業後8年目）

留学までの準備状況：
1. 研究指導してくださった先生方からアドバイスをいただき，最終的には自分で留学したい先生に直接メールにて留学受入のお願いをした．留学に関する手続きはほぼメールでありJ-1ビザ申請等に関する書類等についてはFedEx等を使用した．
2. 昔から留学の希望があったため，大学院入学後から英会話スクール等に通っていた．留学決定後はその留学先地域出身の先生を探して個人レッスンをお願いした．
3. ビザ取得手続きのための書類等

留学を志した動機・時期・期間： 高校生の頃から海外留学に興味があり，大学院入学後海外留学経験のある医局の先生たちから留学の話を聞くことでさらに行きたくなった．**時期**は29歳（大学卒業後4年目）．**期間**はいずれの留学でも約1年間の準備期間を要した．先方への打診から返事をもらうのはすぐだったが，留学先のビザ手続き書類の作成や米国領事館でのビザ取得に半年を要した．

現地での基本的な生活：
① シカゴでは地下鉄やバスが普及しているため車は所持していなかった．住居は医学部の寮に滞在し，食事は外食・自炊した．寮だったためライフライン等の手続きも大変楽

だった．ソーシャルセキュリティナンバーの取得や銀行口座の開設が大変だった．携帯電話は現地で契約・購入した．

②ロサンゼルスでは短期だったために日本人相手のレンタカーを借り，日本の免許証のみで運転した（国際免許証）．住居は家具付きのアパートを借り，電気代・ガス代等は家賃に含まれていたためラクだったが，インターネットの契約が大変だった．携帯電話は日本で事前に予約をし，日本出国前に本体を入手・米国でスイッチを入れると使用可能というものを購入したため，支払等もラクだった．食事は外食・自炊した．

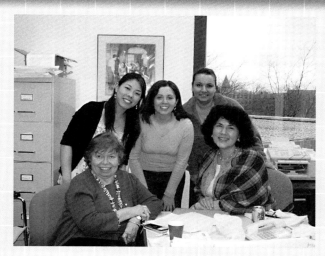

ノースウエスタン大　ジェリ・ログマン先生とラボの皆さん

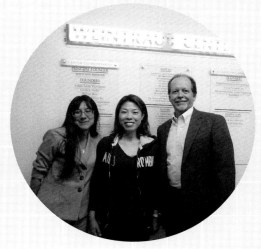

UCLA歯学部ワイントロープセンター　ニール・ギャレット先生と秘書エリンさん

個人の体験談や感想　海外留学生活の紹介

　私は幸運にも2度，米国へ留学するチャンスに恵まれました．1度目は大学院を卒業してすぐの29歳，2度目は37歳の時でした．留学資金に関しては，上司の研究助成の延長で応募できたものや，広島大学の交流活動の一環でいただいたものだったので，私費留学の方と比べれば経済的にはかなり恵まれた状況でした．さらに幸運にも尊敬する先生のところへ留学させていただき，興味ある研究，教わりたい研究技術，講義・実習を少しお手伝いさせてもらうこともできました．留学先の大学内での研究会・講習会，米国やカナダでの学会へ参加できたことも素晴らしい体験でした．

1. 研究について

　留学先の都合や研究を行ううえでの疫学審査等様々な手続きがあるため，短い留学期間ではなかなか研究成果を挙げることが難しいです．渡航前に自分がどういう留学先の大学やラボで何をどこまでしたいのか，事前準備は必須です．留学先の先生方，ラボの皆さんも自分の仕事が忙しい中，自分の相手をしてもらうようになるので，自分の思い通りばかりにはなりません．状況判断をしつつも，できるところは積極的にお願いするのが良いと思います．またラボの先生方の働き方，研究での時間の使い方，論文作成システム等学ぶところがたくさんあります．1つでも多く吸収してもらいたいです．

2. 生活について

　日本と比べて様々な面で「完璧」ではありません．書類・手続き関係等何でも自分で確認を繰り返す必要があります．

　初回の留学時に大変な事件が起こりました．留学先のビザ書類手続きをしてくれる方がキチンと手続きをしてくれていなかったため，不法滞在扱いとなっておりました．そんなこととは知らず，米国からカナダへ学会で出国し，学会終了後に米国へ戻ろうとして戻れなくなってしまいました．空港では何時間も面接を受け，その後は米国のJ-1ビザを取り直す羽目になりました．取り直した後も自分のビザレコードに傷がつい

吉川　峰加（ノースウエスタン大学／カリフォルニア州立大学）

たため，その後何年間も米国入国時は面接扱いとなり，乗り継ぎ便に間に合わないことも数回ありました．ビザは本当に大変なので，よくよく気をつけてください．

そして，この事件の時，自分を守ってくれるのが自分しかおらず，それも子どもレベルの英語しか武器がありませんでした．自分の意見をしっかり英語で伝えられないと恐ろしい事態になる…と鍛えられました．

人は人，自分は自分，人様の目は日本ほど気にしなくて良いと思います．「遠慮」などもほぼないです．積極的に何でも取り組まないと忙しいので誰も気遣いなんてしてくれません．ときどきほっとするような心配りをしてくれる人や優しい人もいますが，原則，日本国内ならではの「以心伝心」「常識」は通用しません．1から10までキチンと説明しないと自分の希望・意見は通らないです．「自分はこう思う」「自分はこうしたい」と言わなければ無視されておしまいです．日本だと，会議等で皆の意見に同調するとか，あまり積極的に話さなくても済むなどのシチュエーションがよくありますが，海外になると「個人の意見」は大変重視されますから，自分自身を見つめなおす・自己主張をする修行になると思います．

3. たすけあい精神・出会いの素晴らしさについて

私の場合，海外での様々に厳しい場面において，救いの手を差し伸べてくれる素晴らしい人が必ずや現れました．「手取り足取りお手伝いしてくださった」方もあれば，「後で気づけばお世話になっていた」となる場合もありました．

加えて，日本人の方たちには留学先の学内であろうと，学外であろうと大変お世話になりました．どうしても日本人に頼ってしまう，相談してしまうことがあります．日本語が伝わるということがかなり精神的に助けられました．「情けは人の為ならず」といいますが，いろいろなところで様々な方に助けられ，自分のできるところはお助けしつつ，無事に留学生活を終えることができました．さらには，留学中，自分の代わりに診療・研究・講義・医局の仕事を行ってくれた上司・仲間にも心から感謝をしています．

海外へ出るメリット・デメリット

メリット
- 日本では絶対にできない様々な経験をすることができる（日本にいるときはそれが何なのか見当もつかないこともある）
- 日本では起こらない様々な困難に対応し，打ち勝つ能力を育てられる

デメリット
- 貴重な時間・お金を使っていくのだから，業績をあげ，人間関係を構築することが大切である
- 時間はあっという間に経つので，こつこつと積極的かつ計画的に日々を過ごすことが大切である

歯科医師／研究者として，海外留学とキャリアアップ・現在の仕事に反映している事柄

　研究者として，海外留学は今でもキャリアアップ上の登竜門という感じがあります．研究業績・論文数などがあればこそ，自分の希望する海外留学先へ行けますし，留学先でも「素晴らしい研究のできる人が来た」と認めてもらえます．

1. 留学チャンスをつかむために

　留学できるチャンスがいつ巡ってくるのかは分かりません．チャンスが来たらすぐにそれをつかめるよう，日々精進し，アンテナをはっておかなければなりません．海外での学会で発表し，日本国内でも自分の興味ある研究分野の先生方と積極的に交流し，ネットワークを構築しておくことが重要です．研究できる能力のみならず，コミュニケーション能力や人間性なども繋がってきます．私の場合，第1回目の留学では自分からメールで「留学させてください」と全くお会いしたこともない，でも教科書や研究論文で有名な先生にお願いをしました．その時に依頼した米国の先生は，知り合いの日本人研究者に，私に関する問い合わせをしておられました．どんな人間か，どんな性格か，信頼できるか，留学を許可するに値するか等々です．その時，その問い合わせを受けてくださった先生は，さらに知り合いの先生を通じて私のことを調べてくださ

吉川　峰加（ノースウエスタン大学／カリフォルニア州立大学）

り，「留学をさせても大丈夫だ」と返信してくださったのです．そのおかげで私の留学がかないました．平生からいろいろな努力や準備をしておくことが必要なのだとひしひしと感じた瞬間でした．

2. キャリアアップのうえで

　留学先，そして留学時に学会や研修会で出会う人は，自分と「縁」のある人です．そしてその人を通じてさらに自分の世界は広がります．研究だけではありません．教育の分野や全く留学内容とは異なる場合もあります．キャリアアップするうえでも，その人脈が大いに活躍する場面が出てきます．論文査読をお願いすることもあれば，推薦状を書いてもらうこともあります．日本で学会を開催するときに招待講演をお願いする機会なども出てきます．とにかく声をかけてみる，お話してみる，自己紹介をする，写真を一緒に撮ってもらう等々いろんなところで自分の顔を売るのは大切だと思います．海外研究者との共同研究が大変重視される昨今，留学先の先生方や，学会や研究会で出会った研究者などと交流する，メールで連絡を取り合う等は重要です．

3. 海外へ取りあえず行ってみる

　数週間でもいいのでぜひ海外へ行ってみてほしいです．学会や研修でもいいですし，プライベート旅行のついでに知り合いの研究者を訪ねてみるのもいいと思います．海外を肌で触れてみることで，自分の「思わぬ」能力や人間としての「生きる」能力に出会い，自分自身でも「私ってこんな人間だったのだ」と驚く・感動することになります．そして「自分自身で決断する，判断する」大切さや責任をひしひしと感じるようになります．日本以上にいろんな人が海外にはいますので，「自分の感覚・基準で物事を考える」楽しさ・重要さが分かります．ぜひ海外を志す若い先生方には小さな日本にとどまらず，大きな世界へ飛び出してみてもらいたいです．

渡辺　景子
（アメリカ合衆国ハワイ州ホノルル開業）

留学・研修先：サンフランシスコ，パシフィック大学歯学部，IDS（International Dental Studies）プログラム

留学・研修先期間：2005年7月～2007年6月

留学までの準備状況：
1. 学生ビザで数カ月間語学学校へ留学
2. TOEFL, National Board の受験
3. 認定された歯科大学に志願

留学を志した動機・時期・期間：日本の歯科保険診療制度に疑問を感じたことと，米国の歯科医療に興味があったため．時期は31歳（卒業後6年目），勤務開始6年目．期間は外国人歯科医師が米国で歯科医師として就労できるプログラムのある歯科大学の調査から始まり，出願準備，推薦状の依頼，米国歯科医師国家試験（National Board）の受験，TOEFLの受験（出願可能なレベルに達するまで）を同時進行，準備期間は約3年．

現地での基本的な生活：住居はcraigslist等のウェブサイトで検索して見つけ，歯科大学（サンフランシスコ）から数ブロック離れたワンルームマンションで賃貸契約し，徒歩で通学していた．

在学時の食事は，大学のカフェテリアやテイクアウトができる気軽なレストラン等でほとんど外食（卒後はほぼ自炊）．

家族がいたので車は購入し，主に週末のショッピングやドライブに利用していたが，パシフィック大学のような大都市の中心に位置する大学では車は特に不可欠という訳ではない．万が一遠出が必要であったり，嵩張るもののショッピングが必要となったりした場合でも，友人や知人が助けてくれる（サバイバルと目標達成の気持ちさえあれば何とかなります！）．

サンディエゴでの語学学校時代は日本の留学斡旋会社ですべてを先に手配し，滞在4カ月間の半分はホームステイ，半分はアパートで生活．車は持たず，公共交通機関にて通学．

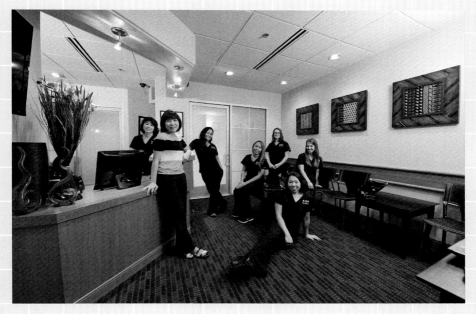

Ala Moana Dentistry
Keiko Watanabe DDS, Ph.D.
alamoanadentistry@gmail.com

米国の歯科大学教育と診療形態について

1. 渡米の動機
　日本で歯科大学を卒業後，実際に歯科医師として働いてみて，日本の歯科保険制度の在り方と，そのために制限される治療内容のクオリティーに疑問を感じたこと，そして米国の歯科治療に興味があったことが主な理由で渡米を考えました．

2. 歯科大学合格までの道のり
　私の語学力は旅行英語程度だったので，米国の歯科大学にいきなり入ることはほぼ不可能でした．それで米国での生活に順応していけるのかということを確認するためと，英語を学習する目的で，サンディエゴにある語学学校へ約4カ月間，通いました．
　この後，一旦帰国し，日本で歯科医師として働く傍ら米国で歯科医師として働くことを目標にし，その方法や手順を模索し始めました．
　他大学で履修した単位の振替認定プログラムがあることを知り，このプログラムがある歯科大学を調べ，受験しました．これは外国人歯科医師が米国の歯科医師免許を取得するためのプログラムです．現在米国では，カナダ以外の外国人歯科医師が米国でライセンス取得を希望する場合，認定された米国の歯科大学を卒業することが必要です．願書提出にあたってはTOEFL，およびNational Board1の受験が必要でした．数年かけてこれをクリアし，カリフォルニア州サンフランシスコにある，University of the Pacific Arthur A. Dugoni School of Dentistryに合格しました．2005年7月から2007年6月までの2年間，通学しました．

3. 大学生活と米国の歯科教育
　1年目は講義と実習で，2年目になるとほとんど臨床のみというプログラムでした．1年目は実習試験の準備やノルマ達成のために，夜までラボにこもりきり，2年目は週に数回ナイトクリニックがあったので，土日，祝日，学期の間の休暇を除いては，在学中の2年間，朝から夜まで大学で生活しているという感じでした．厳しいプログラムでしたが，いろいろな国から来ているクラスメートとの交流が深まり，数カ月に1

渡辺　景子（パシフィック大学）

回は誰かの自宅でポットラックパーティーなどをして，大学生活を楽しみました．

　米国の歯科大学では卒業するための条件として，大学病院に訪れる実際の患者さんの処置をしなければなりません．治療計画を立て，患者さんとインフォームドコンセントを行った後は，患者さんを会計にエスコートし，患者さんの支払いが完了してから初めて治療に取りかかれます．歯科医師というのは開業すると，ドクターであるということに加え，経営者でもあることがほとんどですので，避けては通れない金銭面に関しても，患者さんと直接向き合わなければなりませんでした．患者さんが支払いできない場合は治療ができず，卒業するために必要な単位が取得できないということになります．卒業生の大半が開業しますので，プレゼンテーションを伴うビジネスのクラスもありました．

　実際の患者さんの処置に関しては，治療過程の要所（麻酔前，形成後，充塡後／印象後，プロビジョナル作製後，セットの前後等）でインストラクターを呼んで次の行程に進めるかの評価をされなければなりません．治療が完了する毎にインストラクターが成績をつけ，単位を加算します．実際の患者さんで施術しなければならないのは，主に，クラウン（麻酔，形成からセットまで），エンド（前歯，小臼歯，大臼歯），デンチャー作製（総義歯，部分床義歯），保存（Ⅱ級とⅢ級の充塡），インプラント，といった治療です．卒業するためには，それぞれかなりの症例数のノルマがありました．治療の際，アシスタントはなく，準備から治療，治療後のクリーニングまですべて学生自身でこなします．こうして卒業が見込まれると，卒業直前，または直後に行われる最後の地域ごとの試験（筆記と臨床）の準備にとりかかります．卒業した大学のある州ではなく，卒業後に働く予定の州が受け入れている地域の試験です．

　米国で歯科医師免許を取るためには，米国，またはカナダで認定された歯科大学へ行き，2つの筆記（コンピューター）試験（National Board 1 & 2）と，リージョナルボード（地域の試験，実技と筆記から成る）に合格しなければなりません．インターナショナルスチューデントの場合，入学時にはすでにNB1は合格していますので，NB2を入学前，または在学中に受けます（志願時にすでにNB2の合格が必要である大学もあります）．リージョナルボードの実技試験は，実際の患者さ

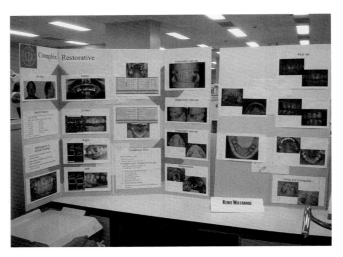

Clinical Excellence day

んのカリエス処置等をしなければならず,患者さんの選択から始まり,当日に何が起こるか予測不可能なため,かなりの緊張を強いられるものでした.

　数々の試練を乗り越えた,盛大な卒業式は感無量で,忘れられない一生の想い出となりました.

4. 米国の一般的な診療形態

　米国の診療形態は,保険診療をされている日本の歯科医師とは非常に異なります.1日のドクターの患者数は8〜10人,歯科衛生士さんにも各々スケジュールがあり患者さんを診ますので,歯科衛生士が2人,ドクター1人のクリニックでは1日に診る患者数は約30人ということになります.インフォームドコンセントや,一人ひとりの患者さんに,治療の時間をかけることができる診療形態は私にとっては理想的です.

　また,専門医との包括的な治療が充実しており,複雑な症例にも対応することができます.そのためには定期的に勉強会に参加し,知識や技術をアップデートしておくことが必要で,米国の歯科医師はほとんどどこかのスタディーグループのメンバーとなり,年に数回行われるセミナーに参加しています.

渡辺　景子（パシフィック大学）

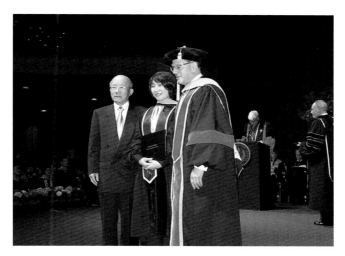

2007 Graduation

　暫間的，またはその場しのぎの治療ではなく，長く持つ治療を心がけ，一旦治療が終わればメインテナンスのチェックアップとクリーニングのために歯科医院を訪れる，という概念が一般的です．予防的な処置は，保険会社からもほぼ全額が支払われます．

5．海外へ出ることのメリット
　海外へ出たことで，より人脈が広がり，講義や通訳をさせていただく機会を得ることができました．また，理想の治療形態，および経営方針を実現することもできました．決して簡単な道のりではありませんが，このための努力は，ダブルライセンスを取得し，米国で歯科医師として働くに十分に値するものではないかと思います．
　加速するグローバルな時代において，若い先生にもぜひグローバルにご活躍していただきたいと切望してやみません．

特別寄稿

世界が近くて遠い存在になった時代を勝ち抜く
―世界に代わりのいない自分を創る―

UCLA　小川　隆広

　今回の「若手歯科医師のための海外留学指南」書籍編集にあたり，私なりの考えをみなさまにお伝えする機会を得ましたことはとても光栄なことです．立案，実行を通じてこの価値ある企画を全うされようとされているみなさま方に，多大なる敬意を表すとともに深く感謝を申しあげます．今回の企画に際し，私にできることは何かと考え，留学・海外研鑽に関する背景と経験を私なりに述べさせていただきました．

人生のプロジェクト化

　学歴は小学校から大学と一様にステップアップする．そして，各々の節目では卒業という大きな達成イベントを通過する．つまり，ここまでの教育制度はエスカレーター的に進み，目標の設定やマイルストーンの達成を，個人が意識する機会が与えられている．しかし，歯学部卒業後，あるいは，大学院や研修医終了後にはこの状況は一変する．もはや決められたステップや時間的区切りはなくなり，自由でクリエイティブな成長の機会を人生で初めて与えられる．つまり，様々な形のキャリアディベロップメントが可能となる人生のフェーズに突入するのである．

　私は，大学院に入学した時，「これからの人生は今までとはすべて違う．もうすべての教科を学ばなくてもいい．ある事柄について，群を抜くことが求められている．ただしもう教科書はない，自らが道を拓かねばならない」と直感的に感じた．そして，成し遂げる事柄を目標として掲げると同時に，2年場合によっては3～5年の期限を設定した．期限

特別寄稿　　小川　隆広（UCLA）

があることで，単なる目標はプロジェクトへと進化するのである．

重要であるが締め切りのないこと

『重要で締め切りのある』ことは多くの人が実行するが，『重要でも締め切りのない』場合は，その達成は極めて難しい．研究者であれば，論文執筆がそれである．学会発表は抄録提出や発表の日程など，締め切りがあるので，何とかこなしていく．しかし論文執筆や投稿には締め切りがない．学会発表をそつなくこなすことが重要と考えている人も多いが，論文執筆のほうが比較にならないほど難度が高く評価も高い．米国では，教授の業績を評価する際には学会発表はほぼカウントされない．論文の数と質が学術功績となる．

『重要で締め切りのない』ことで，すべての人にあてはまることはプレゼンテーション力，講義力（論理力や教育力を含み，プレゼンテーション力をはるかに超えた能力），言語力（英語力の前に，言語力．後述を参考），そして英語力，さらには人脈の確立，幅広い知識の構築，発想力の鍛錬などである．これらは，1週間や1年で獲得できるものではなく，努力を長期にわたって重ねた人にのみ備わる能力である．これらの能力は，これから達成される目標の質や達成度の向上に相乗効果をもたらし，差別化される人材の基盤を形成する．個別の研究課題にもプロジェクトで期間ごとに終えていくべきものと，十数年かけて世の中を変えていく題材がある．小さなプロジェクトと同時に，パラダイムシフトの転換を狙う壮大なプロジェクトもインキュベートさせていかねばならない．研究者もライフワークがなしでは，研究活動そのものが空虚となり，その日暮らしあるいはその年暮らしとなる．ただ科研費をとるために研究を続け，ふと気がつくと「私は何をやってきたのだろう？」，「何か世の中に貢献したのだろうか？」と問うことになる．私は「重要であるが締め切りのない」ことを如何に達成していくか，その積み重ねがキャリア成功の鍵のひとつと考えている．

グローバルと，あえて言わないために

米国では，「外車」とか「外国人」という言葉はほぼ使わない．走っているほぼすべての車が外国製であり，周りを見渡しても外国からやっ

てきた人を特に区別するにはあまりにも多すぎるし，そもそも区別そのものが意味をなさない．研究開発を行う場合，国内バージョンでいこうとか，国内から国外への2ステップ方式で進めようとかの概念も存在しない．臨床報告や研究成果報告を行う際，学会発表にしても論文発表にしても英語で行えば自動的にそれは世界的に発信したことを意味する．

つまり，ローカルとか，グローバルをあえて意識することはなく，土俵は常に一つであり，世界がターゲットである．グローバル，グローバルといっているうちは，自分の立ち位置は，まだローカルなのである．私はグローバルとはどういうことなのか，一つの土俵とはどういうものなのか，自らの成長のためにはその現場を肌で感じ，そこで厳しく揉まれる必要があると考え19年前に渡米を決意した．

医療はローカル色が大

しかし，医療活動そのものや医療システムは国ごとに大きな特色を持ちローカル文化の様相を強く放つ．なぜ，米国で抜歯即時義歯が多いのか？なぜ，北欧では矯正治療までが保険導入されているのか？これらを知るには地域の文化社会的，歴史的背景を理解していく必要がある．歯科医師教育制度も国ごとに異なり，歯科治療はその国の言語でのコミュニケーションによって行われる．つまり，医療活動はローカルな背景とルールにのっとり，ローカルな場で発揮される．しかし，すばらしい臨床成果や技術を世界に報告するとき，あるいはそれらを世界に広めようとするときには，その活動は英語の媒体を介して行われ，グローバルな一つの土俵へ上っていかねばならない．

"Act locally, think globally"というフレーズがある．これは，医療活動と医療普及との連動関係を代弁している．この一体化した技術の構築と発信を多く行う国は，トレンドメーカーとなり業界をリードして商業的にも潤う．しかし，政治，科学，経済，医療，すべての分野において日本はこの部分が非常に苦手である．日本の歯科の底上げを計るために，誰かがこの壁を打ち破ってくれることと期待したい．

ここまでちがう各国の歯科事情

国ごとの歯科事情について，先ほどは国ごとに異なる治療行為を挙げ

特別寄稿　　小川　隆広（UCLA）

た．それでは，歯科文化やシステムはどうだろう．米国で歯科医師は常に尊敬される職業のベスト5に入る．歯学部を受験するには4年制の大学を卒業していなければならない．また，大学で国家試験対策をすることはほぼない．米国の歯学部には歯科医師でない教官，つまり，non-DDSの教授が多くいる．

　米国では多くの人が子どものころから定期健診に行く．デンタルオフィスは悪くなったときに訪ねる存在ではなく，生涯つきあっていくところであるという意識がある．英語で歯科医師のことを，歯の医者（Dental doctor or teeth doctor）ではなく歯のスペシャリスト，つまりデンティスト（dentist）と呼ぶ所以である．多くの人が endodontist, periodontist, prosthodontist, orthodontist などの言葉を知っている．これらの背景には何があるのだろうか？　そして，それらがもたらすものは何なのだろうか？　日本に取り入れる点，日本の歯科医師が知るべき点はあるのだろうか？　少なくとも，以下の問題提起を考えるためのヒントはありそうだ．日本は世界有数の経済大国，そして何より世界で1, 2位を争う食文化立国である．それにも関わらず，食を担うもっとも重要な臓器である歯の健康が，先進国中最下位であるのはなぜだろうか．

和魂洋才からの留学

　「日本の良いところと米国の良いところを合わせれば，最強のものができるのではないか」という極めて単純な発想から渡米した．特に裏付けがあるわけではなく，私の観察と直感によるものである．日本国内での情報はすさまじく充実している．これに英語からくる情報をあわせれば世界のほとんどの情報を網羅できる．日本における物質の充実度も同じである．これは，名だたる技術立国，経済大国に生まれた日本人のとてつもないアドバンテージである．これに米国の独創性と発信力を合わせれば最強ではないかと．

　私は，文部省在外研究員としてUCLAカリフォルニア大学ロサンジェルス校に留学した．ハーバード大学からリクルートされてきた西村一郎先生のもとで分子生物学，インプラント生物学を学んだ．私が今あるのは西村先生のおかげであり，西村先生は歯科界でもっともすぐれた指導者・教育者であると信じている．予定されていた留学期間は限られてお

り，その間早朝から夜中までできる限りのことをした．①研究成果を形にすること（プロジェクト化），②毎年2～3回の国際学会での口演発表は欠かさない（プロジェクト化），③これまで叶わなかった一流科学雑誌に期限内に掲載すること（プロジェクト化），④自立できる生物学的研究の基礎をつけること（重要だが締め切りはない．ノルマもない），⑤1時間の講義を原稿なしでできるようになり，学生の高い評価を得ること（重要だが締め切りはない．ノルマもない），⑥4時間におよぶ学生実習や外来教育で20人の班を任され，ハンズオンや技術的トレーニングを信頼性をもって実行すること（重要だが締め切りもない．ノルマでもないが，自ら志願），⑦英語で患者を診られるマネージメントができること（重要だが締め切りもない．ノルマもないが，自ら志願）そして，⑧米国の大学のしくみや歯科医療のしくみを学ぶこと（重要だが締め切りがない．好奇心）．振り返ってみると締め切りもなくノルマでもないことに多く挑戦してきた．私はいつも「背伸びをしていたら，背は伸びる」と考えている．

英語力の壁？　言語力の壁？

　私は英語力の壁を信じないタイプである．英語を使えるには，母国語で高い言語力をもっていることがまずは要件である．ここでいう英語を使うとは，「Hello. How are you doing?」などを言えることではない．それでは実質的な意思疎通，仕事上のコミュニケーションはできない．観光旅行には行けても仕事上は何も話せないのと同じである．まずは母国語において内容包括力（話題，論理力，表現力を含む）と速読ならぬ速話する力が必要である．母国語で何を言っているかわからない人は英語を使えるようにはならない．そしてこのとき日本語では，省かれてしまいがちな主語と述語をしっかりと入れ込んだうえで，論理的に展開させていく文章を構築することである．話す内容が決まったらあとはそれを通常の日本語よりも早くしゃべるトレーニングをする（私は3倍速をこころがけている）．テクニカル的には口の動かし方にも慣れないといけないが，何よりも脳の回転を速くすることである．これができれば，あとは頭のなかで英訳すればよいのである．3倍速で回転させているので英訳にその時間を使い切っても通常の速さで英語がしゃべれることに

特別寄稿　小川　隆広（UCLA）

なる．もし2倍の時間しか英訳に使わなかった場合は，通常の会話よりも早く英語がしゃべれる計算になる．

　最後に重要なことは，日本人と米国人ではコミュニケーション時の行動学的，文化社会的背景が異なるということである．まず，英語は日本語より2倍は早いと考えてよい．英語の会話についていくには，これまでの日本語のリズムでは間に合わないということを理解しておく必要がある．典型的な例であるが，日本語文化ではとても重要な「間」が英語にはない．さらには，日本では共通の行動・文化様式を改めたり，大きく修正する必要がある．例えば間を読む，空気を読む，目上の人や立場の上の人への対応，人に譲る，お茶を濁して言う，相槌を打つ，などの概念がそれである．

世界は近くて遠い存在になった．"グローカル化"とは？

　先ほどのグローバルとローカルの概念に関係するが，最近日本人が，グローバル化の必要性を訴えているのは，どうも自らの行動の逆説を唱えているように思えてならない．インターネットやモバイルの普及で，情報のグローバル化が進み，逆に日本人の往来はグローバル化が縮小していると聞く．私はこのことを"グローカル化"と呼んでいる．世界のあらゆるところに出向いて，体感し，体得する機会を持とうとしなくなったということだろう．ネットで物事の上さわりを知ることはできても，真実を知ることはできない．物事を知ることはできても，それをできるようにはならない．ネットで，米国の歯学部の教育制度を勉強できたとしても，現場で教育ができるようにはならない．ネットで英単語を覚えることができても，英語で仕事ができるようにはならない．つまり，情報が知識となるために，知ることができることになるためには，行動のグローバル化が必要である．私は，ネットによる情報のグローバル化は，行動のグローバル化を補強するとき，最高の効果を発揮すると思っている．世界が近くて遠い存在から，世界が近くて身近な存在に変化することを願う．先ほど述べた日本人のアドバンテージを活かす大きなチャンスがそこにはある．

お客さんから歯車へ

　渡米してからの私の仕事に話をもどそう．「重要だが締め切りのないこと」をやってきた成果だと思うが，留学期間が終わるころ（実はこの時，私はすでに日本の職は辞していたので，来年の行き場もない極めて不安定な時期であった），「UCLAで助教授選に出てみないか」と言われた．留学生，いわばお客さんから現地の教官，つまり教育，研究，臨床の歯車として働かないかとチャンスをいただいたのだ．研究だけできても，教育，臨床の能力がなければこのチャンスは与えられない．

　また研究面では指導者のもとで研究成果をだすという留学生の立場ではなく，独立した研究チームを組織できる能力が求められる．「重要だが締め切りもノルマもないこと」に無欲で，がむしゃらに打ちこんできたことが実を結んだ瞬間だった．あとでわかったのだが，米国（海外）で歯車として働くことはお客さんである留学生とまったく別次元のことである．容赦なく厳しい世界が待っていた．よく言われる話しだが，米国ではGreat（すごい，すごい）と言われているうちはまだまだで，何も言われなくなった時，きつい批判をうけるようになった時が本物である．1998年の渡米から19年間，何とかその歯車はさびついていないようだ．

研究テーマは「夢」

　米国で一つの研究チームを組織して16年，最大の幸せは約60人の世界からの友達と苦楽を共にできたことだろう．年齢やステイタスは関係ない米国で私は自分のチームにやってきた留学生を友達と呼んでいる．一人ひとりにそう伝えている．そして，留学期間だけの友達ではなく一生の友達だと．私は世界からやってきた優秀な人材を指導したり教育したりする能力など持ちあわせていない．ただ，共に知識を学び，疑問や問題を考え，ゴールや熱意を共有する，まさに良き友を目指してふるまうこと以外にないのだ．

　われわれのチームの研究テーマは「夢」である．少しでもいいから世界を変える夢，時代を前に進める夢を共有している．常に，われわれのチームが世界に代わりのいない存在であることを実感できるよう努力している．われわれのチームがこの時代に存在したか，しなかったかで世界が違ってくる存在になれるかどうかである．この夢のために，現在い

特別寄稿　　小川　隆広（UCLA）

くつかのメジャーなプロジェクトが存在する．①ジルコニアをチタンとならぶインプラントの選択肢にするためのジルコニアインプラントプロジェクト．②長年，骨結合のさらなる飛躍ができないでいるチタンに，まったく斬新なラフサーフェスを創造することにより，ブレイクスルーをめざすチタンサーフェスプロジェクト．③チタンとジルコニアをともに光技術により活性化させる光機能化プロジェクト．④歯科医師が医科に貢献することをめざし，これまでにない生体親和性の高いボーンセメントを開発するボーンセメントプロジェクトなどである．簡単に叶わないから夢なのであるが，歴史を変えられる可能性のあるプロジェクトに従事することは，われわれを力づけ，常に前を向かせてくれているように思える．

歯車から，世界の牽引役を目指して．ちっぽけな決断からほんの 19 年間

　このように，私は 19 年前に思っていたよりも遥かに広大な世界に飛び込んでいった．留学からはじまったキャリアは，米国での就職，そして世界を変えようとする技術開発へと移行した．まさに，お客さんから歯車へ，そして世界の牽引役といった展開である．おそらく，私は米国に行くときに，何とか米国人に追いつきたいと思っていたのではないのだろう．米国人に教える人になる，世界を導く人になると，潜在的に思っていた気がする．だから今日のわれわれのチームがあるのだと感じる．背伸びをしていたら，背が伸びたのだろう．

　この道はとても厳しく，一教授や一研究者，一大学職員の業務内容をはるかに超えている．しかし，われわれのチームは他では味わえない充実感とやる気に満ちている．そして，まったく退屈せず，日に日にやることが増え，達成する目標よりも，新しく発生する目標が増える．歯科医師として幸せな人生を歩んでいるのだろうと，私は思う．

　1 日は，だれにとっても 24 時間だが，それに費やすエネルギーは人それぞれである．自分を違う場所に置くこと，つねにチャレンジやチャンスのある場所を探しに行くことで自分のエネルギーの再発見が起き，自らも知らなかったキャリアが広がるのかもしれない．"グローカル化"した日本では，大きなチャンスかもしれない．世界に代わりのいない自分を創る道は誰にでもあるのだ．

小川　隆広

略歴：

　UCLA 歯学部教授，インプラント研究の世界的権威．2010年，最も優秀な研究に対して贈られる William J. Gies 賞を米国ならびに国際歯科研究学会 IADR より授与．

　2011 年，米国補綴学会 ACP より，歯科医療・科学の発展への貢献を讃えられ，日本人初の Researcher/Clinician Award of Distinction 最高学術賞の栄誉を得る．

　2012 年，インプラント分野で最も権威のある学術賞の一つ William R. Laney 最高科学論文賞受賞を米国インプラント学会 Academy of Osseointegration より授与．

　2014 年，国際歯科研究学会 IADR より，歯科で最も権威のある生涯賞といわれる最高科学者賞 Distinguished Scientist Award を受賞．さらには，ICOI 国際インプラント学会より，Ralph V. McKinney, Jr. 最優秀科学論文賞を受賞．

　インプラント，再生医療，生体材料，補綴学，口腔機能学の分野で，原著論文約 170 本以上を含む総出版数は 400 以上，獲得インパクトファクター 400 以上．IADR 国際歯科研究学会補綴部門会長，ACP 米国歯科補綴学会の学術担当などを歴任．Academy of Osseointegration サミット会議メンバー．

付録

NBDE(National Board Dental Examination)について

杉田龍士郎(テキサス大学ヘルスサイエンスセンターサンアントニオ歯学部・補綴科)

瀧本　晃陽(テキサス大学ヘルスサイエンスセンターサンアントニオ歯学部・歯内療法科)

竹内沙和子(ロチェスター大学・一般歯科)

1. はじめに(重要)

<u>正確かつ最新の情報は，必ず下記サイトにて直接，最新情報を確認していただきたい．</u> 2020年以降は新形式のテスト(Integrated National Board Dental Examination; INBDE)に移行するとの発表がすでになされている．以下は2017年5月現在の情報に基づいて概説する．

JCNDE(Joint Commission on National Dental Examinations)
http://www.ada.org/en/jcnde

2. 概要

NBDEは，ADA(American Dental Association)の傘下団体であるJCDNE(Joint Commission on National Dental Examinations)によって管轄され施行されている．いわゆるCBT形式の日本の国家試験に相当する学科試験である(最終的な歯科医師免許の認可は，州単位での管轄となりそれぞれ実技試験や臨床研修が必要になるなど州によってシステムが異なるため，それについては他稿を参照されたい)．

日本国内で得られる本試験についての情報は非常に乏しいと思われるが，米国以外の国からの歯科留学を希望する歯科医師の間ではこの試験に受かっていることがほぼ前提として語られていることが多い．

Part 1とPart 2の二部に分かれており，基本的にPart 1は基礎医学・基礎系歯科医学，Part 2は臨床系歯科医学からの出題となる．日

本国内での受験は不可，米国国内でのみ受験可能（グアム，ハワイなどでは受験可能とのこと）．米国国内各地方，地域の Prometric のテストセンターにて受験する．

試験結果は受験後 3〜4 週間後にオンライン上で確認可能．不合格の場合は，前回の試験から 90 日後以降から再受験が可能となる．3 回受験して合格しなかった場合は，3 回目の受験から 12 カ月間は再受験できない．米国の歯学部学生は，歯学部在学中に受験し合格することが一般的である．

1) Part 1
1 日 7 時間，合計 400 問，午前 3 時間半 200 問，休憩を挟んで，再び午後 3 時間半 200 問が出題される．

生化学，生理学，解剖学，微生物学，病理学，口腔解剖学，咬合の各分野からの出題

受験料：395 ドル（基本料金）＋135 ドル（米国・カナダ以外の歯科大学卒業者向け手数料）＝530 ドル

2) Part 2
2 日間（1 日半．10 時間半），合計 500 問（単答式 400 問，症例形式での出題 100 問）

1 日目：単答式問題 400 問，午前中 3 時間半に 200 問出題，休憩を挟んで，再び午後に 3 時間半で 200 問が出題される．

2 日目：症例形式での出題 100 問，3 時間半，前半 50 問の後に休憩を取ることも可能．

歯内療法学，保存修復学，顎口腔外科学，疼痛制御，口腔診断学（口腔放射線学，口腔病理学），矯正歯科学，小児歯科学，患者対応，歯周病学，薬理学，補綴学の各分野からの出題

受験料：440 ドル＋135 ドル（米国・カナダ以外の歯科大学卒業者向け手数料）＝575 ドル

合格基準は，正答率によって 49 から 99 の間にスコア化され，スコア 75 が合格ラインとされる．合格の場合はスコアは通知されず，不合格

の場合は点数とそれぞれの分野に分けて点数，平均点などが記載される（情報はすべて 2017 年 5 月現在）．

3．申込方法

やや煩雑である．DENTPIN と呼ばれる個人番号を取得し手続きを進める．日本の歯科大学卒業者の場合は，成績証明書翻訳サービス（ECE, https://www.ece.org/）を通じて成績証明書を翻訳・互換する手続きが必要となる（別途費用必要）．ADA に受験料支払い後，最終的には Prometric（Prometric.com）のテストセンターにおける受験予約が必要．受験地や空席状況によって，希望の日時で予約できないこともある．

4．意義

米国歯科医師免許取得のためには合格が必須である．臨床系大学院の出願に際しても，NBDE の合格が必須となるプログラムも数多い．臨床系大学院，卒後専門医プログラムでは入学後に基礎系科目の受講も必要があり，その際にバックグラウンドとして学部生レベルの知識として NBDE 合格相当の知識を有していることが前提として授業が行われるものと考えられる．

5．対策

参考書，各種オンライン学習教材，無料の学習アプリなどが数多く流通している．様々な教材や資料などもウェブ上に無数に存在する．代表的な学習教材を以下に挙げる．本試験との出題傾向とはやや異なるものもあるため，注意が必要である．比較的容易な教材のみで勉強すると，本試験の際にその難易度の差に困惑するとの報告もある．本試験では細かい知識を問う難易度の高い問題も出題されるが，繰り返し出題されている頻出問題をしっかり押さえて正解することが合格に重要であると思われる．

1）過去問
・NBDE Reprints

http://www.asdanet.org/utility-navigation/shop-asda/Buy-NBDE-Reprints

ASDA（American Student Dental Association）のサイトを通じて購入可能．

　過去に出題された問題が抜粋された冊子．解答は付属しているが，解説はない．年度の古いものは近年の出題傾向と異なるため，参考にならないという意見もある．近年出題された問題の方が参考になる．

2）参考書
・First Aid for the NBDE Part 1, McGraw-Hill Education/Medical, 2013
・First Aid for the NBDE Part 2, McGraw-Hill Education/Medical, 2008
　基本的な参考書．高得点を取るのに十分な内容とは言えないが合格点に必要な知識がまとまっている．
・Mosby's Review for the NBDE Part One, Elsevier, 2015
・Mosby's Review for the NBDE Part Two, Elsevier, 2015
　First Aid よりも内容はやや充実．Part 2 に関してはこちらの方がいいという声もある．
・Dental Decks　http://www.dentaldecks.com/
　印刷版とオンライン版がある．印刷版は物理的に量が多くかさばる．

3）オンライン教材・アプリ・模擬試験
・Dental Board Mastery（App）
　https://itunes.apple.com/us/app/dental-boards-mastery-nbde-i-2016-2017/id571804541?mt=8
　約1,200題からなる問題集．過去問を中心に構成されている模様．本試験よりはやや簡単な印象．
・Crack the NBDE　https://crackthenbde.com/
・Kaplan NBDE Qbank　https://www.kaptest.com/medical-prep/nbde/qbank
　本試験との出題傾向がやや異なる印象があるものの，PC上で問題文を読み解答するというCBT形式の練習には有効．
　また，Facebook Group がとても役立ったという声もある．

6. 準備期間

　個人の学習のペース，英語力，留学開始時期からの逆算にもよるが，およその準備期間としては余裕があれば約半年程度，直前2〜3カ月に集中して勉強することになるのではないだろうか（海外の歯科医師だが直前1週間にまとめだけ読んで合格したという人もいる．Part 1の方が対策が大変であるとの声も多数）．歯学部卒直後であればあるほど，日本の歯科医師国家試験と内容的に重なる部分も多いため，国家試験的知識の定着が図られているため有利と言えるかもしれない．英語で勉強する際も，歯学部生時代に使用した日本語の参考書・教科書は，知識の整理・確認の際に有用性が高い．

7. まとめ

　日本の国家試験とは異なり，受験日は一年を通じて自分の都合のいい時に受験できる．合格率自体も高確率である．英語で専門用語と格闘することは容易ではないが，その先の留学生活を考えれば学部生レベルの基礎的な知識をあらかじめ習得しておくことは非常に有益とも言える．ただし，すべての卒後プログラムにおいて出願に際し合格が必須ではないので，すべての米国臨床留学希望者が受ける必要があるわけではないが，その場合は出願できるプログラムに制限が出てくることは事実である．

　卒後プログラム出願の基本的な傾向として，種々の試験を必須にする方向に進んでいるように全体的に見受けられるため（卒後研修プログラム選抜のための新しい試験としてAdvanced Dental Admission Test（ADAT）という試験も稼働を始めているが，ここでは割愛させていただく），選択肢を幅広く保つためにはNBDEを合格していることは非常に有意義であろう．

紹介

保健医療ネットワークを知っていただくために

一般社団法人　保健医療ネットワーク
The General Incorporated Association of Healthcare Network(GIAHN)
升谷　滋行

> 私たちは情報・国際化時代の医療人のネットワーク構築を通じて
> 安心・安全な医療を目指します

　昨今の政治経済等，グローバル化によりもたらされた世界的な医療格差の問題を解消するために，国際協力の観点から歯科・口腔保健を含む医学・医療分野において，日本式の医療の普及や展開を通じ，世界的に能力を発揮できる医療従事者及び教育研究者を育成することを目的として，一般社団法人　保健医療ネットワークを設立しました．
　本法人では，次のような事業展開を図っております．

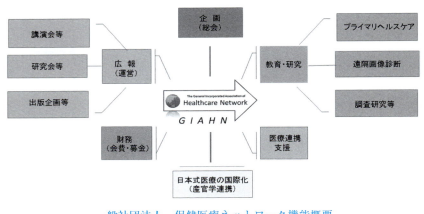

一般社団法人　保健医療ネットワーク機能概要

1. 医療系学生の医療機関・医療系大学でのインターンシップの企画
2. 医療従事者の生涯研修の企画及び運営
3. 医療従事者の遠隔医療及び遠隔教育の技術研修の企画及び運営
4. 医療従事者による遠隔画像診断の普及活動及びその支援
5. 医療従事者及び教育研究者の交流活動の企画及び運営
6. 医療関係の教材・書籍・印刷物の企画
7. 医療関係の講演会・学術集会・研究会の企画及び運営
8. 医療関係の情報の収集及び提供

その他，先に掲げた目的を達成するために必要な事業を広く展開していく計画です．

　本法人は，日本大学で国際保健医療活動に関わる医師・歯科医師と国際協力企業を中心に構成されています．その設立経緯については，平成17年度文部科学省補助事業「医療人GP」，平成19年度文部科学省国際協力イニシアティブ，平成24年度　日本大学学長特別研究プロジェクトなどの各大型プロジェクト活動の教育研究実績を踏まえて，日本の医療系大学・学部との保健医療分野における社会貢献・国際貢献に資するために設立されました．すなわち，離島・へき地ならびに発展途上国における医療格差を解決する手段としての，**医療人育成支援から最新の遠隔医療や遠隔画像診断の普及を活動範囲**としています．

　始まりは，本法人のプロジェクトの基礎となる**離島の地域医療を担う医療人育成モデル**構築でした．

　平成17年度文部科学省「地域医療等社会的ニーズに対応した医療人教育支援プログラム」．プロジェクト名：離島歯科診療の支援基盤となる卒後臨床研修．日本大学歯学部と東京都の離島（新島，式根島，利島，神津島）での遠隔医療を活用した卒直後臨床研修プログラムの実践モデル構築（平成17年〜19年度）．から始まりました．それは，日本大学歯学部・付属歯科病院の「離島歯科診療の支援基盤となる卒後臨床研修」として，へき地の地域医療の担い手となる医療人の育成支援を目的とし，学部教育から卒後教育までを連携させているものです．学部教育において学生に地域医療の役割の理解，さらに歯科病院においては研

修歯科医に地域ニーズに対応するノウハウを習得・習熟する研修を実施しました．

本プロジェクトの成果である ICT 関連民間企業の ViewSend ICT 株式会社と協働により得られた遠隔医療システムのノウハウを生かし，新たに「**発展途上国における医療系学部の教育支援**」を立ち上げました．

平成 19 年度文部科学省「国際協力イニシアティブ」教育協力拠点形成事業．プロジェクト名：発展途上国の地域ニーズに対応した口腔保健システムの構築のための教育支援がそれです．日本の医療系大学・学部が発展途上国における医学・歯学教育制度の基盤形成を支援するモデル構築を目標として日本大学歯学部・医学部はラオス人民民主共和国において唯一の医療系大学であるヘルスサイエンス大学との「地域における保健医療・学校保健」を課題とする問題解決型教育プロジェクトを発足し，1. 小学校児童の健康に対する調査活動，2. プライマリ・ヘルス・ケア，3. 健康情報のデータ・ベース構築などの保健医療活動を実施に至りました．本事業の活動成果を発展させ，当該大学において新設される修士課程の指導教官育成，教育方法・各種教材などを共同開発や，また事業終了後にも保健医療分野の修士課程の構築支援を継続してきました．

さらに，発展途上国との保健医療分野のデータ・ベース構築のために

平成 24 年度　日本大学学長特別研究プロジェクト名：遠隔医療を活用したアジア基盤型 EBM 研究の構築　今日の保健医療分野では各種疾患の診断や治療に関する臨床研究データを重視した科学的根拠に基づいた医療（Evidence Based Medicine, EBM）が実践されています．さらには医療の情報化・国際化時代の社会的ニードとして各種疾患や治療に関する情報のデータ・ベースが活用されてきています．一方，保健医療の未整備な発展途上国における EBM 研究の普及が世界的な課題として注目されるようになっています．本研究プロジェクトの目的は東南アジア地域に位置しているラオス人民民主共和国において遠隔医療システムを活用した EBM 研究を推進し，保健医療情報のデータ・ベースを構築することにあります（平成 24 年度〜現在）．

これらの事業を通して，保健医療分野における社会貢献・国際貢献めざして，日本式医療の国際化を図ることで，日本の医療系大学・学部と

のアジア地域における発展途上国の医療格差の解消のためのネットワークの中心に位置する集線装置（HUB）としての機能を持った組織の設立が重要になってきました．

　すなわち，産学官協働事業の民間企業のビジネスセクターの「産」と教育と学術研究を基本的使命とし，これらに加えて社会貢献をも使命とする「大学のアカデミックセクター」の「学」の二つの仲立ちをすることが，優れた人材の養成・確保，未来を拓く新しい知の研究開発は経済活動に直接結びついていくと考えられます．また，「官（公）」の機関は，政策目的の達成を使命とし，わが国の科学技術の向上につながる基礎的・先導的研究及び政策ニーズに沿った具体的な目標を掲げた戦略的事業を中心に，重点的な研究開発等に支援を行っていますが，ここにおいても，架け橋となりうる組織として本法人（GIAHN）が，その役割を担うことができると理解しています．

　現在の法人活動状況は，ラオス人民民主共和国への歯科用ＣＴ寄贈プロジェクトが継続されています．詳細につきましては，ホームページ；http://www.giahn.or.jp/ をご覧ください．

　産学官連携は，このように基本的な使命・役割を異にするセクター間の連携であり，産学官連携活動に際しては，各セクターの使命・役割の違いを理解し尊重しつつ，双方の活性化に資するような相互補完的な連携を図っていくことが重要です．この連携に，寄与したいと考えています．現行のプロジェクトはもちろんのこと，今後計画中であります新事業につきましても，一歩一歩ではありますが確実に実施していく方針です．

　最後になりますが，本書（若手歯科医師のための海外留学指南）出版の目的である，歯科学生，歯科医療従事者の海外留学の支援であり，将来の歯科界を担う世界に通用する人材の育成に寄与する意味で，大変有意義な書籍であるものと拝察しております．

　本書を読まれた方々，これから海外留学を考えている方々，本書の出版に際しご協力をされた方々をはじめ，皆様には，ご自身の獲得された能力や経験をいかされ，一般社団法人　保健医療ネットワーク The General Incorporated Association of Healthcare Network（GIAHN）

の主旨をご理解いただき，国際協力の観点から，歯科・口腔保健を含む医学・医療分野においてのご協力，ご支援をさらに，お願いいたします．

一般社団法人　保健医療ネットワーク　問い合わせ先／連絡先

事務所：東京都杉並区荻窪 5-12-10　104
　　　　　電話番号／ファクシミリ；03-5932-0023
　　　　　メールアドレス；de.giahn@nihon-u.ac.jp
　　　　　ホームページ；http://www.giahn.or.jp/
募金活動
　　一般社団法人　保健医療ネットワーク
　　三菱東京 UFJ 銀行 荻窪支店 普通 0415516

MEMO

編者略歴

北川　昇（きたがわ　のぼる）

1984 年	岐阜歯科大学歯学部（現・朝日大学歯学部）卒業
1992 年	昭和大学歯学部第二歯科補綴学教室講師，歯学博士
2001 年	昭和大学歯学部第二歯科補綴学教室助教授
2007 年	昭和大学歯学部高齢者歯科学講座准教授（現在に至る）
2011 年	アメリカ合衆国　テキサス州ベイラー歯科大学公衆衛生部門 非常勤教授

《所属学会》
日本老年歯科医学会【認定医・指導医】
日本補綴歯科学会　【専門医・指導医】
日本歯科医学教育学会　【評議員】
International College of Prosthodontists

萩原　芳幸（はぎわら　よしゆき）

1989 年	日本大学大学院歯学研究科修了；歯学博士
1993-1995 年	アメリカ合衆国　オハイオ州立大学歯学部インプラント部門　客員研究員
2002 年	日本大学歯学部付属歯科病院歯科インプラント科　科長（現在に至る）
2015 年	日本大学歯学部診療教授（現在に至る）

《所属学会》
日本補綴歯科学会　【専門医・指導医】
日本口腔インプラント学会　【専門医・指導医】
日本老年歯科医学会【評議員】
International College of Prosthodontists
Academy of Osseointegration
American Academy of Fixed Prosthodontics
Carl O. Boucher Prosthodontic Society

若手歯科医師のための海外留学指南

2018年4月20日　第1版・第1刷発行

　編集　北川　昇・萩原芳幸
　発行　一般財団法人　口腔保健協会
　　　　〒170-0003　東京都豊島区駒込1-43-9
　　　　振替　00130-6-9297　Tel. 03-3947-8301㈹
　　　　　　　　　　　　　　Fax. 03-3947-8073
　　　　http://www.kokuhoken.or.jp

　　　　　　　　　　　　　　　印刷・製本／壮光舎印刷

乱丁・落丁の際はお取り替えいたします.
Ⓒ Yoshiyuki Hagiwara, et al. 2018. Printed in Japan〔検印廃止〕
　　　　ISBN978-4-89605-347-0　C3037

本書の内容を無断で複写・複製・転載すると，著作権・出版権の侵害となることがありますので御注意ください．

JCOPY 〈(一社)出版者著作権管理機構　委託出版物〉
本書の無断複写は著作権法上での例外を除き禁じられています．複写される場合は,そのつど事前に,(一社)出版者著作権管理機構(電話 03-3513-6969, FAX 03-3513-6979, e-mail : info@jcopy.or.jp)の許諾を得てください．